AF611425

DES

MALADIES COMMUNIQUÉES

ET NOTAMMENT DE LA

TRANSMISSION DE LA SYPHILIS PAR L'ALLAITEMENT

ÉTUDIÉE

AUX POINTS DE VUE MÉDICAL ET MÉDICO-LÉGAL

DES

MALADIES COMMUNIQUÉES

ET NOTAMMENT DE LA

TRANSMISSION DE LA SYPHILIS PAR L'ALLAITEMENT

ÉTUDIÉE

AUX POINTS DE VUE MÉDICAL ET MÉDICO-LÉGAL

PAR

Camille APPAY

Ancien Chirurgien Aide-major. Engagé Volontaire
à la 2e armée de la Loire (1870-71),
Avocat à la Cour d'Appel,
Docteur en Droit et Docteur en Médecine des Facultés de Paris,
Juge Suppléant au Tribunal civil de la Seine.

Etude couronnée par la Faculté de Médecine de Paris

PARIS

GEORGES MASSON ÉDITEUR

LIBRAIRE DE L'ACADÉMIE DE MÉDECINE

Boulevard Saint-Germain, en face de l'Ecole de Médecine.

1876

PRÉFACE.

La circulaire de M. le garde des sceaux, en date du 15 août 1876, comptera parmi les monuments mémorables de l'administration judiciaire, et restera au nombre des actes les plus recommandables des chefs de la magistrature française. Jamais plus noble et plus encourageant langage n'avait été adressé aux jeunes magistrats, et leur reconnaissance doit se manifester avec éclat pour le ministre éminent qui les invite de sa parole aussi puissante que respectée, à utiliser leurs loisirs au profit de la science et des grandes études juridiques, dans toutes les branches de leur application.

Nous apportons, au retour de nos vacances, notre tribut de gratitude à M. le garde des sceaux en lui offrant cette preuve de notre attachement au travail dans un cercle particulier d'application juridique, qui se lie étroitement à l'administration de la justice distributive.

La pensée du ministre sera comprise. Enfant du travail lui-même, il conseille à la jeune magistrature de se faire des titres à l'estime par le travail « qui doit être, de plus en plus, la règle de la vie du magistrat, dans une société qui se renouvelle comme la nôtre et où la considération publique ne s'attache qu'au mérite et aux services rendus (1). » Idée juste et vraie, conseil excellent auquel le ministre joint la certitude que tout travail de magistrat sera connu et apprécié par une commission spéciale, composée elle-même de magistrats, membres de l'Institut, chargés d'en rendre un compte exact à sa vigilance.

L'étendue des devoirs du magistrat est agrandie. Le magistrat n'est pas un simple citoyen dont les obligations sont restreintes à l'observation des lois de son pays. Le magistrat exerce la première des charges publiques. Ses observations, ses aptitudes, ses travaux font partie du patrimoine de l'Etat, et tous ses moments, même ceux du loisir, sont acquis à son pays qui l'honore de sa confiance pour la distribution d'une justice éclairée ; en un mot, il se doit tout entier à sa patrie dans la mesure de tous ses moyens. Et ce n'est pas d'aujourd'hui que nous professons ces maximes (2); nous tenions ce langage, lorsqu'en 1870, nous sollicitions un engagement volontaire comme chirurgien aide-major, à travers une guerre terrible, dont les calamités étaient doublées par une épidémie variolique, sinon plus cruelle, certainement plus meurtrière encore.

Nous avions étudié à l'Ecole de Droit, sous des

(1) *Journal officiel*, 27 août 1876, p. 6626. Circulaire de M. le Garde des sceaux, ministre de la justice et des cultes, aux premiers présidents et procureurs généraux.

(2) Moniteur du Calvados, 8 novembre 1870.

maîtres habiles et dans la méditation isolée des livres de nos grands juris-consultes, ce qu'était l'obligation civile, ce qu'était l'obligation commerciale. En face de la patrie en danger, comme en face de la grande loi du travail, nous avons compris, hier comme aujourd'hui, ce qu'était l'obligation morale, et nous avons essayé de la mettre en pratique.

C'est le même sentiment, sentiment dû au souffle puissant de M. le garde des sceaux, qui nous a mis la plume à la main pendant nos vacances, et qui nous pousse à publier une révision perfectionnée d'un ouvrage qui vient d'être couronné par la Faculté de Médecine de Paris (1), et dont la première édition, tout imparfaite qu'elle était sortie de nos mains, a été rapidement épuisée ; ouvrage de médecine légale, offrant une utilité pratique, hélas ! trop multipliée, et dont les décisions nombreuses des cours et tribunaux consacrent l'opportunité.

Quel sujet d'étude, en effet, plus émouvant pour le magistrat que le sort de ces malheureuses femmes qui viennent présenter aux Tribunaux la triste histoire de leur santé ruinée, et de leur avenir à jamais perdu, et réclamer auprès des juges des indemnités contre les familles des infortunés nourrissons qui les ont empoisonnées ? Quel sort plus digne de pitié à leur tour que celui de ces innocents qui ont sucé le venin aux sources mêmes de la vie, et qui ont été

(1) Décision ministérielle du 16 janvier dernier.

infectés par leurs nourrices? Sans parler des complications déplorables auxquelles donnent lieu ces accidents, déjà si graves par eux-mêmes dans leur individualité originaire.

Jusqu'à ces derniers temps, ces regrettables phénomènes passaient presque inaperçus; la sagesse les déplorait, la malice y trouvait à rire; à côté des gémissements de l'honnête homme, l'esprit gaulois s'égayait aux dépens de malheureuses destinées, et la capacité juridique n'était point encore intervenue pour faire à chacun sa part, s'il se pouvait, au milieu de telles calamités domestiques.

Il n'en est plus de même aujourd'hui. En dépit des grelots de la folie, et du scepticisme libertin de nos joyeux conteurs, la science s'est appliquée à la recherche de la vérité, et à l'analyse rigoureuse de ces accidents pathologiques; et, à l'honneur de l'esprit humain, elle est arrivée à des résultats d'investigation très-remarquables. Aidée, éclairée par la science, la justice a eu son tour et a fait à chacun son droit; de là, une branche de médecine légale répondant à cette question : « Les données scientifiques actuelles fournissent-elles des éléments assez certains pour pouvoir déterminer si c'est le nourrisson qui a infecté la nourrice, ou la nourrice infecté le nourrisson? » Oui, a dit la science; et de là, un ordre entier d'observations sagaces médicales et médico-légales, et de décisions judiciaires à la suite.

En étudiant, en effet, la marche et le développement du mal chez l'enfant, puis chez la nourrice, nous avons pu indiquer les signes qui permettront de remonter à la filiation des phénomènes, et à donner dans un sens ou dans l'autre le fil conducteur à l'expert, et par suite à la justice.

La question a d'ailleurs été envisagée tout récemment de cette manière par la Cour d'appel de Paris, (4e chambre, 24 novembre 1875), et les magistrats, reconnaissant par là même que la science peut fournir des éléments précieux pour la solution à intervenir, ont, avant faire droit, commis trois médecins à l'effet de procéder à une information complète, et de proposer des conclusions permettant à la Cour, de statuer en connaissance de cause.

Ainsi, autrefois on riait et on passait outre; aujourd'hui, on étudie, on cherche, on s'enquiert. C'est là, certes, un progrès, et nous nous estimerions très-heureux, si, dans une toute petite part, nous avons pu contribuer à ce pas, si faible qu'il soit, accompli en avant dans la recherche de la vérité, et pour l'intérêt des justiciables. —

CAMILLE APPAY.

CROMAC,
Arrondt de Bellac (Hte-Vienne).
1er novembre 1876.

AVANT-PROPOS.

On sait que notre loi frappe d'un emprisonnement plus ou moins long, d'une amende plus ou moins élevée, quiconque par maladresse, imprudence, inattention, négligence ou inobservation des règlements, aura commis involontairement un homicide ou en aura involontairement été la cause (art. 319, C. p.); et qu'elle modère ces pénalités s'il n'est résulté du défaut d'adresse ou de précaution, que des blessures ou coups (art. 320, C. p.). Sous ce terme générique de blessures, la jurisprudence a compris, outre les lésions externes, telles que plaies, contusions, etc., ou blessures proprement dites, toutes lésions quelconques, toute maladie, qui seraient le fait de la négligence, de la maladresse, ou de l'une des circonstances énoncées dans les deux articles précités. On sait de plus, que la loi civile admet sans restriction le principe de la responsabilité individuelle, en vertu duquel chacun est responsable du dommage qu'il a causé, non-seulement par son fait, mais encore par la négligence ou par l'imprudence de ceux sur qui il a autorité (art. 1382 et suivant, C. Nap.).

Les dommages qui intéressent la santé n'échappent pas, on doit le penser, à ces dispositions qui tiennent aux fondements mêmes de notre ordre social, et quelle que soit la nature du trouble produit, blessures ou maladie, le dommage doit être apprécié et réparé. Si l'on a pu, devant ce principe supérieur, faire fléchir dans certaines circonstances le droit d'exercice du médecin, en admettant ce que l'on a appelé la responsabilité médicale, on comprend qu'il doive se présenter une foule des cas où les maladies les plus diverses, produites accidentellement ou involontairement par le fait d'autrui, donnent naissance à une action en justice publique ou privée, et doivent être par conséquent appréciées dans leurs causes et dans leurs effets, au point de vue du dommage qui en est résulté pour la victime.

C'est là, en effet, ce qui se voit tous les jours; mais si l'appréciation est, en général, simple et facile quand il s'agit de blessures, suivant l'acception propre du mot, ou d'infirmités résultant de lésions externes, il n'en est plus ainsi lorsque la lésion s'est produite dans la profondeur de l'organisme, et a eu pour conséquence une affection plus ou moins bien caractérisée, de celles que l'on appelle *maladies internes*, et dont l'origine, la nature, les caractères ne peuvent toujours être déterminés avec exactitude, et exigent dans tous les cas les investigations consciencieuses, et le coup d'œil pénétrant d'un médecin exercé. Aussi lorsqu'on voit se dérouler, dans leurs diversités, les faits que nous allons énumérer, lorsqu'on réfléchit à la gravité des intérêts publics ou privés engagés dans la plupart des procès que suscitent ces sortes d'affaires, lorsqu'on se rend compte des difficultés de tous genres qu'offre le plus souvent la solution des questions scientifiques qu'elles provoquent, on demeure frappé de l'importance du sujet, et de l'intérêt qu'il doit offrir tant aux médecins légistes qu'à la magistrature.

Cinq ordres de faits principaux peuvent donner lieu à des procès, et par suite à des expertises médico-légales suscités à l'occasion de maladies accidentellement ou involontairement communiquées ou provoquées. Ce sont, suivant notre illustre maître, M. le professeur Tardieu, auquel nous empruntons ces lignes et ces grandes divisions, les maladies contagieuses communiquées par un individu à un autre ; celles transmises des animaux à l'homme ; celles provenant de denrées alimentaires viciées, altérées ou falsifiées ; celles résultant d'erreurs dans la prescription ou l'administration de certains médicaments ; et enfin, les empoisonnements ou asphyxies par accidents. — Ces cinq groupes n'ont pas tous une égale importance, bien que dans un avenir prochain nous espérions en faire successivement l'objet de nos recherches et de notre étude.

Pour l'instant, notre travail aura pour but la première classe de cette division. Et encore, bien que les maladies qui peuvent se transmettre par contagion soient nombreuses et variées, une surtout nous occupera aux points de vue médical et médico-légal où nous nous sommes placé. Ce ne sera ni la variole, ni la scarlatine, ni la diphthérite, ni d'autres, qui chaque jour cependant, transmises par un malade à une ou plusieurs personnes saines, font au milieu de nous, et au vu et su de tous, tant de victimes. Le privilége unique de soulever des questions de responsabilité que l'expertise médico-légale et les tribunaux sont appelés à apprécier, appartient à la syphilis. Ce n'est pas, en effet, en raison de leur nature contagieuse que les maladies transmises peuvent donner lieu à une action judiciaire, mais par le fait seulement des conditions dans lesquelles la transmission s'est opérée. Nous verrons plus tard, s'il nous est donné de poursuivre ces études, l'imprudence des propriétaires d'animaux domestiques mise en cause dans les cas de morve, de rage, etc., transmises à l'homme par ces animaux. Il en est de même pour la syphilis qui, ne pouvant être communiquée que par un contact soit volontaire, soit involontaire, permet le plus souvent de rattacher l'effet à la cause, et constitue alors un dommage dont il est permis et possible de poursuivre la réparation. D'où, ce premier point fort important à établir, que la syphilis doit être étudiée surtout dans ses modes et conditions divers de transmission qui, suivant M. le professeur Tardieu, peuvent se diviser ainsi :

1° *Syphilis transmise par allaitement.* — A cette division se rattachent les plaintes, de plus en plus fréquentes, que portent réciproquement devant la justice les nourrices contre les nourrissons qu'on leur a confiés, les parents de ceux-ci contre les nourrices mercenaires; cette première division nous occupera seule aujourd'hui.

2° *Syphilis transmise par rapports sexuels.* — A cette autre division, correspondent les faits de procès survenant entre époux, d'enquêtes dans les instances en séparations de corps, et de demandes d'indemnités dans le cours des poursuites criminelles en matière de viols et d'attentats à la pudeur, etc.

3° *Syphilis transmise par contact ou inoculation accidentels.* — Dernière catégorie dans laquelle trouvent place des cas très-complexes d'imprévoyance ou de contagion, comme nous en citons des exemples dans le cours de ce travail, et dont la responsabilité est imputée à des individus contagionnés, à des opérateurs de certains rites religieux, notamment de circoncision, et même, ce qui est plus grave, à des médecins ou des sages-femmes ayant fait usage d'instruments ou ustensiles malpropres.

Disons de suite de quelle importance est notre sujet :

Le fait de la transmission des accidents syphilitiques secondaires des nouveau-nés aux personnes qui les entourent et particulièrement aux nourrices chargées de les élever et de les nourrir, assez vivement contesté, commence enfin à se répandre dans la pratique. Les exemples se sont multipliés et présentent un tel caractère de certitude qu'il ne peut plus y avoir de doute sur leur véritable signification. C'est là une question grave au point de vue de la science, et dont la solution intéresse vivement l'hygiène publique et la jurisprudence médicale. Nul doute qu'un enfant infecté de syphilis primitive, résultant du contact d'une personne étrangère infectée, ne puisse à son tour transmettre l'infection à sa nourrice. C'est à un fait qui n'a rien que de très-naturel qui rentre dans notre troisième catégorie ci-dessus établie et dans les lois ordinaires de la contagion syphilitique, et qui ne saurait être contesté. Mais la syphilis congénitale, mais la syphilis héréditaire, qui n'a pour manifestation que des accidents secondaires ou constitutionnels plus ou moins bien déterminés, peut-elle se transmettre à la nourrice? La question est aujourd'hui résolue affirmativement, grâce aux magnifiques travaux de Bouchut, de Diday, de Rollet et de plusieurs autres syphiliographes.

Et ces dangers sont-ils donc si importants, si fréquents, qu'ils méritent le premier chapitre de cette étude générale, et le soin particulier de ce travail?

Certes oui; car nous pouvons dire, avec l'éminent professeur Alfred Fournier (*Leçons professées à l'hôpital Saint-Louis*, juillet 1876), que la syphilis du nourrisson et des nourrices est une source de contamination aussi fréquente que lamentable.

C'est qu'en effet on ne se défend pas, on ne se prémunit pas contre cette source de contagion, comme on se défend, comme on se prémunit contre les contagions d'autre genre, la contagion vénérienne par exemple. On ne suspecte pas un nourrisson ou une nourrice, comme on suspecte une fille de mœurs légères. Conséquemment la contagion qui peut provenir d'un enfant ou d'un nourrisson s'exerce en toute liberté.

Et comment s'exerce-t-elle? Dans les conditions les plus déplorables, frappant des innocents par excellence, contaminant de vérole ceux qui ont le moins mérité la vérole, contaminant des enfants nouveau-nés, des femmes dans l'exercice de la fonction la plus sainte, contaminant ceux qui approchent ces enfants ou ces femmes. C'est là, je le répète, la vérole des innocents, *syphilis insontium*, par excellence.

Et les cas dans lesquels s'est produit ce mode de contagion abondent et surabondent. Ils pullulent véritablement dans la science, et l'on ne saurait dire avec quelle légèreté les gens du monde confient le plus souvent leur enfant à la première nourrice qui leur est offerte, sans songer un seul instant à s'enquérir de la santé de cette nourrice, de ses antécédents, de l'état du nourrisson qu'elle vient de quitter, etc., et ce défaut de précaution élémentaire est la source, on le conçoit facilement, d'un nombre considérable de contagions.

Si l'on parcourt les monographies spéciales, les journaux de médecine et de droit, etc., que trouve-t-on? Quantité d'observations telles que les suivantes :

Tantôt c'est un nourrisson syphilitique qui contagionne plusieurs nourrices qu'on lui donne successivement.

Tantôt c'est une nourrice, qui, contagionnée par un nourrisson syphilitique qu'elle quitte, transmet à son tour l'infection à un deuxième nourrisson, à un troisième, etc.

Puis viennent les cas où la contagion ainsi reçue se dissémine par une série de ricochets. C'est par exemple, une nourrice contaminée qui infecte son propre enfant. C'est le mari d'une nourrice contaminée par un nourrisson étranger qui prend la syphilis de sa femme. C'est une nourrice qui, ayant par obligeance donné le sein à un enfant allaité par une de ses compagnes, reçoit la syphilis de cet enfant, et la transmet à son nourrisson, etc.

Le Dr Alfred Fournier, dans les leçons si utiles et trop courtes qu'il a professées au mois de juillet dernier à l'hôpital Saint-Louis, sur la conduite à tenir par le médecin vis-à-vis des parents et de la nourrice dans ces cas de syphilis infantile, disait soigner à cette époque même une très-honorable famille dont voici en deux mots la triste histoire : Une nourrice infectée de syphilis arrive dans un jeune ménage. Bien entendu, elle contagionne aussitôt l'enfant qui lui est confié. Cet enfant, dont la maladie est méconnue tout d'abord, contagionne à son tour, 1° sa mère, 2° sa grand'mère, 3° et 4°, deux bonnes de la maison, filles absolument irréprochables et vierges; 5° la jeune mère enfin, quelques mois plus tard, contagionne son mari.

Il n'est pas rare que le nombre des contaminations, se produisant ainsi par système de ricochets, soit plus ou moins considérable. Le cas que nous venons de citer en est déjà un exemple; en voici de plus regrettables encore dans les deux observations suivantes :

I. Un enfant, âgé de quelques jours, est reçu dans une crèche. Sain en apparence, il est confié à une nourrice qu'il infecte bientôt. Cette nourrice, qui allaitait en même temps un autre nourrisson, contagionne ce nourrisson qui ne tarde pas à mourir. Elle prend alors un troisième nourrisson, lequel contracte la syphilis à son tour et meurt. Une autre nourrice, amie de la précédente, avait par obligeance donné trois ou quatre fois le sein à ce dernier enfant; elle reçoit de lui la syphilis et contagionne à son tour son nourrisson. Soit 5 contagions de syphilis, et 2 morts.

II. Autre exemple cité par le Dr Dron, de Lyon : Un enfant syphilitique infecte sa nourrice. Celle-ci, pour se dégorger les seins, donne à téter à trois nourrissons, lesquels prennent tous la syphilis. Chacun de ces trois enfants infecte sa mère. Chacune de ces trois mères infecte son mari. Au total, 10 contaminations syphilitiques résultant de la syphilis d'un nourrisson. Et les choses s'en sont-elles tenues là?

Parfois encore, mais plus exceptionnellement, de semblables cascades de contagion ont fait un nombre de victimes plus considérable encore. C'est ainsi qu'on a pu voir un nourrisson syphilitique importer dans une petite bourgade 16, 18, 23 cas de syphilis et devenir ainsi l'origine d'un centre de petite épidémie locale, analogue à celles que nous relatons plus loin et qui ont été signalées à Paris, par le professeur Brouardel, et à Brives (Corrèze), par le professeur Bardinet, de Limoges.

Nous avons insisté sur ces exemples pour montrer comme médecin quel intérêt il y a pour la société à se tenir en garde contre de telles contagions, et comme magistrat combien la question mérite attention, puisqu'elle se présente et se présentera malheureusement si fréquemment devant les tribunaux sous la forme d'action en responsabilité.

Abordons maintenant l'objet spécial de cette étude, faible partie de la grande histoire des maladies communiquées, c'est-à-dire la transmission de la syphilis; ne nous occupant aujourd'hui que de la transmission de cette maladie par l'allaitement.

Un grand intérêt médico-légal, nous venons de le montrer, s'attache donc à la solution du problème suivant : deux individus, une nourrice et l'enfant qu'elle allaite, étant affectés d'accidents syphilitiques non douteux, par lequel des deux l'affection a-t-elle débuté? quel est celui qui a contaminé l'autre?

« — En pareille occurence, comme dans tant de consultations médico-légales, dit le regretté professeur Trousseau (*Clinique médicale de l'Hôtel-Dieu, syphilis des enfants nouveau-nés*, t. III, p. 311), l'important est de savoir. Acquérez de la syphilis infantile une connaissance approfondie; étudiez mûrement l'évolution de la syphilis chez la femme — et, forts de votre savoir, vous serez en mesure de passer aux difficultés de chaque enquête; — disons mieux, vous saurez exploiter ces difficultés elles-mêmes au profit du vrai. »

Ces paroles du maître peuvent servir d'épigraphe au présent travail, et nous avons adopté le cadre qu'elles nous indiquent. Pour élucider notre question, nous avons dû en premier lieu faire une étude spéciale de la syphilis infantile. Nous avons eu à toucher à une question doctrinale d'une certaine importance, la transmission de la syphilis par les accidents secondaires. Nous devons dire, dès maintenant, que les questions de doctrine si graves que soulève ce point, et qui ont été débattues à tant de reprises, et avec tant de talent surtout par d'illustres champions, ne peuvent nous préoccuper qu'incidemment. Nous admettons sans restriction la doctrine (que nous pourrions dire officielle en quelque sorte aujourd'hui, tant elle est universellement admise) de la transmission possible par des accidents secondaires de l'accident primitif de la vérole.

Nous aurons donc à esquisser d'abord l'étude des principaux accidents par lesquels se manifeste la syphilis chez le nouveau-né. Et à ce propos, nous devons dire que nous n'avons nullement l'intention de tracer l'histoire complète de la syphilis infantile, mais seulement d'étudier les accidents qui la caractérisent d'une façon positive, et particulièrement ceux qui par leur nature et par leur siége sont le plus aptes à la transmettre. Nous rechercherons avec soin s'il n'existe pas quelques lésions analogues d'origine différente, qui pourraient donner le change sur leur véritable nature.

Nous étudierons dans un second chapitre les principales manifestations syphilitiques de la mamelle, et nous nous efforcerons d'établir nettement leurs caractères et leur ordre d'apparition chronologique.

Après cet exposé sommaire, nous rechercherons si au moyen des signes objectifs fournis par deux sujets contaminés, nourrice et nourrisson, il est permis de remonter avec certitude à la filiation des phénomènes, et de déterminer, ce qui est d'une importance capitale au point de vue auquel nous nous plaçons, celui des deux sujets qui a contaminé l'autre.

Nous croyons devoir faire précéder cette étude de quelques mots sur l'historique de la question. On y verra par quelle marche successive s'est définitivement établie la connaissance de la syphilis congénitale ; nous donnerons quelques faits remarquables indiquant que, depuis fort longtemps déjà, on connaît le mode de transmission qui fait plus spécialement le but de notre travail. Nous y verrons même que ces cas étaient prévus dès une époque reculée et ont été l'objet de répressions rigoureuses.

Les matériaux qui nous ont servi pour l'exposé historique qui va suivre sont presque toujours tous empruntés aux recherches sur la syphilis de Rollet. Nous ne prétendons donc à d'autre mérite que d'avoir mis en relief ce qui, chez cet auteur, se trouve cité tout à fait accessoirement, et dans un but tout à fait différent du nôtre.

DES

MALADIES COMMUNIQUÉES

ET NOTAMMENT

DE LA TRANSMISSION DE LA SYPHILIS

PAR L'ALLAITEMENT

HISTORIQUE.

Ce furent, d'après Rollet, Vidus Vidius et Ferne. qui, en affirmant que jamais ils n'avaient vu la vérole pouvoir se transmettre par l'intermédiaire de l'air, portèrent le dernier coup aux idées astrologiques et bizarres par lesquelles leurs prédécesseurs croyaient se rendre compte de la propagation de la syphilis. Jusqu'à la fin du XVIIIe siècle, les syphiliographes admirent la contagion des différentes formes de la syphilis sans distinction de périodes par les rapports sexuels, par l'allaitement, l'usage commun de certains ustensiles de ménage, etc.

Ce fut Gaspard Torrella, qui le premier à la fin

du xve siècle, parla de la transmission possible du mal entre nourrices et nourrissons. Cet auteur admet la contagion par contact, quelle que soit d'ailleurs la partie du corps exposée. « C'est la partie, dit-il, qui a subi le contact qui est la première infectée, comme le démontre l'exemple des enfants de la mamelle, chez lesquels les accidents apparaissent d'abord dans la bouche ou à la face. » C'est à ces régions en effet qu'ont transmis le mal, ou les mamelles, ou les lèvres infectées des nourrices ou d'autres personnes. Il ajoute avoir vu un enfant malade infecter un grand nombre de personnes.

Aquilanus, en 1498, met encore l'allaitement au nombre des principales causes de transmission de la vérole. En 1505, Jacob de Catanée assigne également une large place à ce mode de contagion dans l'énumération trop complète du reste, qu'il donne des diverses manières dant la syphilis peut se transmettre. Pour lui, cependant, ce n'est pas le contact d'une partie malade qui détermine l'affection, mais le lait lui-même. « Le lait, dit-il, est formé aux dépens des éléments du sang; il doit donc participer aux mauvaises qualités de ce dernier. » Aussi, recommande-t-il d'éviter avec soin de donner aux enfants des nourrices affectées actuellement de la vérole, ou même qui en aient été atteintes, lors même qu'elles sembleraient bien guéries. « Car cette maladie récidive souvent, prétend-il. »

G. Vella admet également la transmission de

la syphilis aux enfants par le lait infecté des nourrices, mais il repousse la transmission de la syphilis par la génération. Il en donne pour raison que le lait dérive directement du sang, tandis que, bien que les éléments qui concourent à former le sperme, en sortent bien également, cependant ce dernier liquide ne se trouve formé qu'à la suite d'une série de transformations d'où ils sortent purifiés, débarrassés de leur principe infectant. En 1512, Almenar admet encore la contagion des nourrissons par le lait de la nourrice, Fracastor professait également la même doctrine.

Paracelse, le premier, affirme clairement, en 1536, la possibilité de la transmission héréditaire de la syphilis. « L'acte vénérien, dit-il, et les attouchements transmettent d'abord le mal; puis celui-ci devient héréditaire, et passe du père à l'enfant. » Et plus loin « la maladie honteuse est plus transmissible par hérédité que la lèpre elle-même. » Il n'a pas de données bien précises néanmoins sur l'époque à laquelle se manifeste la syphilis chez les sujets contaminés dès leur naissance. « Le mal se développe en même temps que l'enfant, dit-il, et selon la qualité du virus, il se manifeste plus ou moins tardivement. » Comme mode divers d'origine de la syphilis chez les enfants, il reconnaît la conception, l'allaitement, les contacts extérieurs, et la sueur de personnes affectées.

Nicolas Massa, Lecoq, Labera, qui tous vivaient

à la même époque, insistent sur la transmissibilité de la syphilis par des modes autres que le coït, par contacts extérieurs, l'usage d'ustensiles communs, certaines humeurs comme la salive, la sueur, etc.

Mais, nous devons noter que jusqu'ici, il n'est point question de la transmission à la nourrice de la syphilis par un nourrisson affecté congénitalement. Torella admet bien qu'un enfant primitivement infecté par la mamelle, ou des baisers impurs puisse transmettre la vérole à de nombreuses nourrices. Paracelse admet très-bien l'origine héréditaire de la vérole, mais il ne parle point de la transmission possible de ce mal héréditaire chez le nourrisson à une personne saine. C'est Amatus Lusitanus qui, le premier en 1544, rapporte la première observation détaillée de chancre chez une femme enceinte, et de syphilis héréditaire chez son enfant. L'enfant lui-même transmettait le mal à sa nourrice, au mari de cette dernière ainsi qu'à ses voisines. Le fait nous semble trop intéressant pour que nous ne le rapportions pas dans son entier. « Un homme, dit-il, affecté de mal français, guérit à la suite de l'emploi de remèdes nombreux. Dix-sept ans après, il se maria. Son épouse, femme très-chaste, eut en cinq ans, deux enfants d'excellente constitution et de santé. La septième année de son mariage, elle eut un autre enfant qui naquit infecté du mal français. Elle s'était toujours bien portée cependant, mais avait souffert d'ulcérations siégeant à peu de distance des narines sur la lèvre supérieure, avant de devenir enceinte de l'enfant affecté. A la suite de sa couche, elle devint souffrante, ses mamelles présentèrent des nodosités qui l'empêchèrent d'allaiter. L'enfant fut confié à une nourrice qui fut infectée au bout de peu de jours par l'enfant. Elle-même transmit la même maladie à son mari. Deux autres enfants appartenant à des voisines et auxquels elle avait donné du lait, furent également contaminés, lesquels transmirent le mal à leurs mères. Neuf personnes furent ainsi infectées. L'enfant succomba un mois après sa naissance. Le père, origine involontaire de tout le mal, fut emporté par une fièvre dans l'espace de six jours. La mère et les autres personnes guérirent à la suite de l'administration du gaïac et des frictions mercurielles. »

Brassavole, en 1550, rapporte le fait non douteux de transmission de la syphilis d'un nouveau-né à sa nourrice. L'observation mérite d'en être rapportée brièvement. Il s'agit d'une nourrice dont le nourrisson vint à mourir. Elle fut louée pour allaiter un autre enfant. Au bout de peu de temps, son sein devint malade, et elle dut cesser ses fonctions dans lesquelles elle fut suppléée par la mère elle-même de l'enfant. La mère fut bientôt prise d'accidents semblables à ceux pour lesquels la nourrice avait dû se soumettre à un traitement. Ce cas est très-remarquable par la succession des accidents. Bien certainement, le premier enfant était syphilitique. C'était lui qui le premier avait causé le mal transmis au second enfant, et par ce dernier à la mère.

Ferrier, P. Haschard, Rondelet, etc., affirment tous que la vérole peut avoir une double origine, l'hérédité et la contagion et que celle-ci s'exerce par les organes sexuels, ou par toute autre partie du corps.

A. Paré admet également la contamination héréditaire ; la syphilis des enfants pour cet illustre chirurgien peut être congénitale ou acquise.

« Semblablement, dit-il, les enfants allaitant nourrices vérolées en sont infectés, attendu que le lait n'est que sang blanchi, lequel étant infecté de virus, et l'enfant en étant nourri, en prend les mêmes qualités. Souvent aussi, ajoute-t-il, l'enfant avant la vérole la donne à sa mère nourrice. »

Il raconte de plus un fait très-remarquable également de contagion syphilitique de la part d'une nourrice à l'enfant qu'elle allaitait, et de celui-ci à sa mère. A cette époque, la loi réprimait par des peines sévères la transmission de la vérole, tout au moins lorsqu'elle s'effectuait dans de semblables circonstances, puisque la nourrice qui avait été la cause involontaire de l'accident « eût le fouet sous la custode, et l'eût eu par les carrefours, n'eût été la crainte de déshonorer la maison. »

Nicolas Blégny admettait, lui aussi, que les impuretés de la bouche d'un petit enfant vérolé pouvaient gâter la nourrice en s'attachant à ses mamelons, etc.

Astruc, au XVIIIe siècle, établissait en quelque sorte les règles de la transmission héréditaire : « La vérole héréditaire, dit-il, peut être transmise également au fœtus par le père et par la mère ; par le père, en ce que les particules de la semence communiquant à l'embryon le virus vénérien dont elles sont infectées, et par la mère en ce que fournissant, pendant les neuf mois de sa grossesse, la nourriture au fœtus, elle lui fait part en même temps du mal dont elle est attaquée. Mais, ajoute-t-il, la difficulté est de savoir si un père gâté, ou une mère gâtée peuvent communiquer à l'embryon un virus vérolique, qui reste caché sans causer de mal pendant toute la jeunesse, qui renaisse ensuite de lui-même dans un âge plus avancé et produire, indépendamment d'une contagion nouvelle, une vérole vraie et légitime. C'est de quoi on a raison de douter ; du moins est-il certain que si la contagion qui arrive après la naissance, n'est pas l'unique voie de communication, elle est la plus certaine.

Tel était à peu près l'état de la science lorsque, en 1778, parut le Traité des maladies vénériennes de Hunter. Ce chirurgien célèbre n'admit plus la propriété infectante des sécrétions fournies par les accidents secondaires ; il divisa avec netteté le premier, il est vrai, les accidents syphilitiques en primitifs et constitutionnels ; mais il n'admettait plus les propriétés contagieuses de ces derniers. Sa doctrine le conduisit donc à nier, en grande partie, la syphilis congénitale, et à apercevoir surtout, mais de bien loin, la communication de la vérole à une femme saine par un nourrisson porteur de lésions secondaires. « On suppose, dit-il, que le fœtus renfermé dans la matrice d'une mère vérolée peut recevoir d'elle l'infection. Je suis très-porté à en douter, tant à cause de ce que l'observation nous a appris sur les sécrétions, que parce que le pus qui est produit par l'inflammation syphilitique constitutionnelle n'est pas capable de communiquer la maladie. Toutefois on conçoit que l'enfant dans le sein de sa mère atteinte de syphilis, puisse être infecté, non par suite de la maladie de sa mère, mais par une partie du même pus qui a infecté sa mère. On a été plus loin encore, ajoute-t-il; on a supposé qu'un enfant infecté de cette manière peut communiquer l'infection aux mamelles d'une femme saine en la têtant; cette transmission n'est pas possible. » La doctrine de Hunter ne fut jamais absolument acceptée en France, et des observateurs tels que Doublet, Mahon, Bertin publièrent encore un certain nombre de livres ou mémoires tendant à démontrer la transmission héréditaire de la syphilis, ainsi que la contagion des nouveau-nés aux nourrices.

Wallace, en 1835, battit fortement en brèche, en Angleterre tout au moins, la doctrine de Hunter. Il démontra, en effet, que si le pus d'accidents syphilitiques secondaires n'est point inoculable à nouveau à l'individu qui porte ces accidents, il infecte parfaitement les sujets sains.

Tandis que dans le pays où était née la doctrine huntérienne, le sentiment public s'éloignait d'elle peu à peu, en France, vers 1836, un très-habile chirurgien, et surtout grand vulgarisateur, reprenait les idées de Hunter, et les faisait accepter par presque toute la génération sur laquelle il exerça une si grande influence.

M. Ricord niait la contagion de la syphilis secondaire, mais croyait cependant à la transmission héréditaire de la maladie. Par contre, il n'admettait en aucun cas la contagion de cette syphilis héréditaire à la nourrice. Aussi fut-il obligé d'avoir recours dans nombre de cas aux explications les plus invraisemblables pour rendre compte des faits de contagion qu'il observait. « Un mode de contagion, dit-il, (*Lettres sur la syphilis*, *Paris* 1851,) assez commun chez les nourrices, c'est l'inoculation du virus qu'elles se font à elles-mêmes au mamelon. Affectées d'un chancre génital, elles portent les doigts sur les parties malades, elles les souillent, et puis, sans lavage préalable, elles prennent, elles tiraillent le mamelon plus ou moins éraillé, et s'implantent ainsi un chancre qu'elles ne manquent pas de transmettre au nourrisson. » — Pour les besoins de sa cause, le chirurgien éminent que nous venons de citer, se mettait en contradiction flagrante avec la loi de l'unicité qu'il avait établie. » Règle générale, dit-il en effet, un malade qui a eu une première fois un chancre induré, n'en a pas d'autre. » D'autres fois il donne des explications beaucoup moins plausibles encore, mais, comme le fait observer Rollet, peu charitables pour le groupe des personnes auxquelles il s'adresse. « Autre mécanisme, ajoute-t-il, (*loco citato*, p. 104) j'ai vu une nourrice venir à Paris réclamer des indemnités pour une syphilis dont elle disait avoir été infectée par son nourrisson. — Cette femme portait en effet un chancre induré sur le côté interne de chaque mamelle. J'obtins un aveu formel; un homme qui n'était pas son mari, dans la crainte de lui faire un enfant et d'altérer son lait, s'était livré à des actes que la plume se refuse à tracer. »

Ainsi les continuateurs de Hunter ne manquaient certes pas de rencontrer des chancres sur le sein des nourrices, mais ils avaient une singulière manière de les interpréter. Les nourrices étaient accusées de se transporter elles-mêmes la maladie des parties sexuelles aux mamelons par l'action de tirailler, de traire ceux-ci à l'aide de leurs doigts souillés de virus, chose possible pour le chancre simple. dit très-justement J. Rollet (*Dictionnaire encyclopédique des sciences médicales*, *art. mamelles*), mais impossible pour le chancre syphilitique, puisque le virus de la syphilis n'est pas réinoculable; ou bien on supposait qu'elles s'étaient prêtées à des manœuvres telles que l'acte vénérien se serait accompli entre les deux seins, lesquels auraient été directement inoculés par la verge, ce qui peut expliquer le développement exceptionnel d'un chancre de la base du sein, mais non celui des chancres du mamelon ou de l'aréole.

En d'autres termes, on ne croyait pas, avant que le Dr Rollet n'en eût donné la preuve clinique, qu'au sein, comme à la bouche, comme partout, un accident primitif pût procéder d'une lésion secondaire, et on cherchait à se rendre compte de ce cas, en faisant intervenir à tout prix un agent contagieux de même ordre, c'est-à-dire un chancre primitif semblable au chancre communiqué.

Ceux-mêmes qui croyaient à la contagion de la syphilis congénitale, comme M. Diday, loin de rechercher sur le mamelon des nourrices le chancre comme signe pathognomonique de cette contagion, semblaient craindre au contraire de le rencontrer. Ils parlent de lésions papuleuses comme s'il leur importait beaucoup d'établir une parfaite similitude entre l'effet et la cause, et de trouver des accidents identiques chez les deux individus infectés l'un par l'autre. En tous cas, ils hésitent et font appel à de nouvelles recherches.

Depuis lors, les travaux de Bardinet, de Putegnat, de Bouchut, et surtout de Rollet (*Archives générales de médecine* 1859, 5e *série*, I, 13) ont rendu inattaquable la doctrine contraire à l'opinion huntérienne, laquelle cependant, il faut bien le dire, resta le plus en crédit pendant une longue période de plus de trente années.

Ainsi donc, aujourd'hui, il n'est plus permis de douter, pour ce qui a trait à la contagion syphilitique, que les accidents secondaires ne soient parfaitement inoculables aux sujets vierges de syphilis. De plus, Rollet a démontré péremptoirement que c'est constamment l'accident primitif qui, dans ces cas, succède à la contagion. Pour ce qui a trait à notre sujet en particulier, ce n'est plus une question aujourd'hui qu'une nourrice parfaitement saine ne puisse être inoculée par le contact impur des lèvres et de la muqueuse buccale sur le mamelon, quand ces parties sont le siége d'accidents secondaires développés sous l'influence de la syphilis congénitale. Il est de plus également certain que l'accident qui succède immédiatement à ce contact impur n'est autre qu'un chancre induré véritable, reconnaissable aux caractères qu'il offre dans cette région, accompagné de l'adénopathie axillaire indolente, et suivi enfin des accidents qui caractérisent la vérole constitutionnelle. Il est démontré enfin que, dans des cas bien plus rares où le sein de la nourrice aurait été contaminé le premier, les enfants affectés auraient été atteints de chancre buccal, pour offrir ultérieurement les symptômes caractéristiques de la syphilis confirmée. Depuis que l'attention a été appelée sur ces points, on a rapporté des accidents graves de transmission syphilitique à plusieurs personnes par un seul enfant affecté ; le nombre des individus atteints a été assez notable pour que des auteurs aient attaché le nom d'épidémie à quelques-uns de ces accidents. Pour n'en citer que quelques exemples que nous trouvons rapportés par Lancereaux (*Traité historique et pratique de la syphilis*, p. 637), disons qu'un médecin italien Ricordi a observé, en 1863, qu'à Cazorezze un enfant trouvé affecté de syphilis héréditaire avait causé l'infection de vingt-trois individus. La même année, à Ubolde, un enfant trouvé, également atteint de syphilis héréditaire, transmit la maladie à dix-huit individus. En 1864, à Marcolle, une semblable épidémie, développée dans les mêmes circonstances, avait fait seize victimes. Ajoutez le cas d'épidémie rapporté par le Dr Bardinet, de Limoges, et dont nous donnons plus loin le résumé succinct.

Disons, enfin, pour terminer ce court exposé historique, que nous sommes obligé d'abréger pour nous maintenir dans les limites que nous nous sommes assignées, que Colles, en 1837, (*On the venereal diseases*, 1837, p. 385) établit, comme loi, qu'un nouveau-né affecté de syphilis congénitale ne détermine jamais d'ulcérations au sein de sa mère, tandis qu'il peut très-bien, dans ce cas, infecter une nourrice étrangère.

CHAPITRE PREMIER.

DE LA SYPHILIS HÉRÉDITAIRE AU POINT DE VUE DE SES PRINCIPALES MANIFESTATIONS.

La syphilis infantile reconnaît deux causes : la contagion directe, et la transmission héréditaire. Nous n'insisterons point sur la syphilis acquise, quelle qu'ait été la source qui l'ait communiquée, organes maternels, seins de la nourrice, objets souillés de sécrétions pathologiques, vaccination, etc. Nous n'y insisterons pas au point de vue pathologique, mais nous y reviendrons au point de vue médico-légal. Son évolution ne diffère en rien de ce qu'elle est chez l'adulte. Au niveau de l'endroit contaminé se développe le phénomène primitif lequel présente des caractères identiques avec ceux qu'il offre aux autres âges. Puis successivement on voit se développer la série des accidents qui caractérisent la vérole constitutionnelle dans l'ordre déterterminé, et avec une intensité variable. Nous réservons pour plus tard les quelques particularités que nous avons à signaler à ce sujet.

Quant à la syphilis héréditaire, c'est elle surtout qui va nous occuper dans ce chapitre où nous devons esquisser ses principaux caractères. Nous devons immédiatement établir deux catégories de faits relativement aux débuts de l'affection. Parfois, en effet, on voit les enfants porter, lors de leur naissance, les signes d'une syphilis en voie d'évolution datant conséquemment de la vie intrà-utérine, et ayant débuté à une période plus ou moins rapprochée de l'accouchement. Le plus souvent, les enfants ne portent au moment de leur naissance aucune trace de tache originelle; ce n'est qu'ultérieurement que se développent les accidents caractéristiques de la syphilis constitutionnelle. Ce sont là les cas les plus fréquents, du reste, et les mieux étudiés; c'est à leur occasion que se soulèvent devant les tribunaux, sous forme de demandes en dommages-intérêts, les débats dont nous devons nous occuper. C'est donc surtout cette dernière forme que nous aurons en vue dans notre description.

Les enfants porteurs à leur naissance de lésions qu'à tort ou à raison (car la question n'est pas encore bien entendue pour tous les praticiens), l'on considère comme de nature syphilitique, ont une existence si précaire et si abrégée que nous n'avons point trouvé de cas où il soit survenu par le fait de ces lésions des accidents se rapportant au sujet qui nous occupe. Nous allons néanmoins rapidement mentionner les lésions congénitales que l'on s'accorde généralement à considérer comme syphilitiques. Tout d'abord disons que la plupart des auteurs, Trousseau en particulier, nient que l'on puisse reconnaître dans les fœtus mort-nés à la suite d'un avortement, quelque symptôme que ce soit caractéristique de l'affection à laquelle il a succombé. « On vous parlera de l'aspect général du mort-né, dit Trousseau, de la coloration des téguments, de la macération de l'épiderme, d'ulcères qui envahissent tout le corps, de déformations hideuses. Plus le tableau est saisissant plus vous aurez à vous en méfier. » Quant aux accidents considérés par plusieurs auteurs comme caractéristiques de la syphilis congénitale, ce sont le pemphigus, la suppuration du thymus et des poumons et la péritonite, auxquels il faudrait ajouter, ce qui serait bien plus caractéristique, de véritables plaques muqueuses observées par Bouchut, alors qu'il était interne de Michon (Bouchut, *Traité pratique des maladies des nouveau-nés*, p. 1059). L'enfant, sur laquelle ce médecin les constata, avait vécu trois jours et était née avant terme, à sept mois. Outre des pustules rouge brunâtre, cuivrées, situées sur les jambes et sur les bras, la vulve était gonflée, les petites lèvres ulcérées et salies par un écoulement blennorrhéique; des onyxis existaient à tous les doigts des mains et des pieds. Les poumons étaient sains, il n'y avait rien dans le thymus, et dans le foie; toutes les lésions anatomiques se trouvaient à l'extérieur. C'étaient donc bien là, d'après cette description, les accidents secondaires de la syphilis. La mère avait gagné la vérole au premier mois de sa grossesse, et avait eu un écoulement, sans doute un chancre inaperçu, puis des pustules plates aux grandes lèvres, sur le corps et dans les cheveux. Tous ces accidents avaient disparu à l'époque de son accouchement.

Le *pemphigus congénital* est une lésion sur la signification de laquelle tout le monde est loin d'être d'accord. Depaul, en 1837 (Société anatomique, 1837), attira l'attention sur la coexistence de certaines lésions pulmonaires et du pemphigus chez les nouveau-nés. Cruveilhier également (*Anat. path. du corps humain*, 15e livraison) vit des cas où il existait concurremment du pemphigus, et de la pneumonie lobulaire. Stoltz, un peu plus tard vers 1847, démontra l'existence de la syphilis constitutionnelle chez les parents dans trente cas où les enfants avaient présenté du pemphigus au moment ou peu après leur naissance. Enfin, en 1851, l'Académie de médecine s'occupa de cette question, et l'on vit deux champions aussi distingués que Cazeaux et Paul Dubois soutenir avec un talent presque égal deux opinions contraires, Cazeaux prétendait que le pemphigus plantaire et palmaire des nouveau-nés n'est pas syphilitique, tandis que Paul Dubois affirmait qu'il avait pu constater des traces d'une syphilis ancienne chez les parents des enfants affectés, ou obtenir d'eux des renseignements probants. Des observateurs d'un très-grand mérite, tels que Trousseau, Lasègue, Diday, Bazin, professent une opinion mixte en quelque sorte. Mais le relevé de Stoltz ne nous permet-il pas dans la plupart des cas de croire à l'influence syphilitique? Sans nier la provenance syphilitique de certaines éruptions de pemphigus, ces auteurs cependant ne veulent pas voir quelque chose de spécifique dans cette affection qui serait plutôt, si l'on veut, l'aboutissant de toutes les causes pouvant déterminer un état cachectique plus ou moins avancé du fœtus.

Dans tous les cas, l'éruption offre quelque chose de spécial, et ici la lésion élémentaire ne diffère pas de ce qu'elle est dans d'autres cas. Cependant l'époque de l'apparition, sa marche par poussées successives, son siége de prédilection toujours le même, au début tout au moins, c'est-à-dire la plante des pieds, la paume des mains et les jambes, tout tendrait à faire ranger cette affection dans un cadre spécial. Disons que l'éruption se développe le plus souvent un très-petit nombre de jours après la naissance, quinze à dix-huit jours au plus, mais que parfois aussi on peut faire remonter son origine à une époque plus ou moins reculée de la vie intra-utérine, de telle sorte que l'on peut voir, aussitôt la naissance, des vésicules vidées à côté d'autres qui sont en voie de développement. Constamment, cet état se complique de lésions profondes du côté des viscères, et une diarrhée abondante, des vomissements, un état de faiblesse qui ne fait que s'accroître ne tardent pas à entraîner la mort. N'est-ce pas là une cause importante de ce que Parrot a appelé l'*atrepsie infantile*? (*Progrès médical*, 1874, nos 43, 44, 45.) Cet éminent professeur désigne ainsi une maladie constituée par un ensemble d'affections qui ont pour point de départ le tube digestif et aboutissant à une perturbation nutritive profonde. Nous avons lu, en effet, avec intérêt, et nous rapportons plus loin obs. VI, deux observations de M. Parrot (p. 673, n° 45) dans lesquelles la mort a été reconnue, en effet, avoir cette cause. Simpson, d'Edimbourg (*Edimb. med. and surg. journal*, n° 37, et *Obstetric Works*, t. II, p. 172) rapporte plusieurs cas de fœtus mort-nés, ou d'enfants qui, ayant succombé peu après leur naissance présentaient des signes évidents de péritonite. Les caractères de cette affection étaient ceux de la péritonite essentiellement chronique, c'est-à-dire ne déterminant pas de suppuration, mais bien seulement des adhérences diverses. Comme le fait très-bien observer Lancereaux, ces observations sont loin d'être concluantes. Certaines laisseraient en doute la question d'hérédité; d'autres, au contraire, ne font pas de l'état des viscères contenus dans l'abdomen une mention suffisante pour qu'il soit impossible de considérer la lésion du péritoine comme consécutive seulement à l'inflammation de l'un de ces viscères.

Nous ne voulons pas insister plus longtemps sur cette forme hâtive, précoce si l'on veut, de la syphilis héréditaire. Nous préférons nous occuper maintenant de celle qui ne se manifeste que quelque temps après la naissance, sans que, jusqu'à l'apparition des premiers accidents, rien de caractéristique n'existât qui dût faire soupçonner l'existence de cette diathèse.

A quelle époque se manifestent les premiers symptômes dans ces cas? Ici, il existe quelques divergences entre les divers observateurs; mais, comme nous le verrons, elles sont de peu d'importance. « Chez l'enfant, qui n'a pas en venant au monde, dit Trousseau, apporté de traces certaines d'infection, la vérole se développe rarement avant la deuxième semaine, et il est d'exception qu'elle se manifeste après le huitième mois; c'est du quinzième au quarantième jour que son apparition est la plus constante. » (*Clinique médicale de l'Hôtel-Dieu*, t. III, p. 298). Roger (*Union médicale*, 31 janvier 1865), en réunissant 14 observations à lui personnelles où la date des premiers accidents est mentionnée, à 158 cas de Diday, 28 de Méric, 49 de Mayr, arrive à un total de 249 cas. Or 118 fois sur ces 249 cas la syphilis s'était montrée dans le premier mois, 117 fois avant la fin du troisième. La limite du troisième mois ne fut dépassée que chez 22 malades. Lancereaux fait très-justement observer à ce sujet que si le médecin, en face d'une syphilis infantile, n'a pas de renseignements sur la source où la syphilis a été puisée, ou s'il doute de l'authenticité des renseignements, il pourrait, en se rapportant au calcul des probabilités, décider que la syphilis infantile est héréditaire ou acquise, suivant qu'elle se serait manifestée avant ou après le troisième mois de l'existence.

Bien certainement, la majorité des faits peut tenir dans le cadre que nous venons d'esquisser; cependant, pour ne rien omettre, nous devons signaler, en passant, qu'il existerait certains faits dans lesquels, à l'exemple de certaines maladies constitutionnelles à manifestations tardives, la syphilis serait restée latente pendant un certain nombre d'années.

Les observations fournies à l'appui de ces singularités sont loin d'offrir toutes une grande garantie d'exactitude; certaines cependant seraient assez affirmatives pour entraîner la conviction d'observateurs consciencieux et expérimentés. Nous n'avons point d'ailleurs à insister sur ce sujet qui n'a rien à faire avec le point de vue auquel nous nous sommes placé.

Les enfants, qui sont en puissance de syphilis, peuvent préalablement au début des premiers accidents, offrir l'apparence de la santé la plus parfaite (voir plus loin obs. Bouchut). Il existerait une véritable période d'incubation, dans laquelle ils ne présenteraient pas le moindre indice de l'affection qui va se développer. C'est cette particularité qui rend très-bien compte des accidents nombreux de contagion, déterminés par les nourrissons, alors même que ceux-ci avant d'être confiés aux nourrices, ont subi la visite d'un homme de l'art.

Cependant il n'en est pas toujours ainsi, et chez quelques-uns il existerait une sorte d'état cachectique prémonitoire sur lesquels ont surtout insisté Trousseau et Lasègue (*Arch. gén. de méd.*, 1847). La peau, et surtout celle du visage, perd, suivant ces auteurs, sa transparence; elle devient terne, sans bouffissure, ni amaigrissement; sa coloration rosée disparaît et est remplacée par une teinte bistrée; on dirait qu'une couche de matière colorante a été inégalement déposée. La teinte manquerait rarement; elle varierait quant à l'étendue, et à l'époque de son apparition. Tantôt elle occuperait toute la surface de la peau, se prononçant davantage sur les lieux d'élection; tantôt elle résiderait uniquement au visage; tantôt quelques points de la face, presque toujours les mêmes, en seraient seuls affectés. En général, plus la teinte est diffuse, moins elle est fortement accusée. On la constaterait surtout au bas du front, sur le nez, sur les paupières, et sur les parties saillantes des joues. Les parties les plus profondes comme l'angle interne de l'orbite, le creux de la joue, et celui qui sépare la lèvre inférieure du menton, en sont presque toujours préservés. On ne saurait cependant lui assigner de limites régulières. Dans tous les cas, lors même que la coloration est restreinte à une très-petite étendue, le reste de la peau y participe à quelque degré ; l'enfant devient pâle, blafard.

Trousseau est revenu un peu sur la valeur de ces signes qu'il n'admettait plus à la fin de sa vie comme prémonitoires, — et il insistait surtout sur ce fait, que les enfants infectés avant le début véritable des accidents, présentent un aspect extérieur qui ne diffère en rien de celui des enfants sains, offrant ou non les attributs d'une santé robuste, jusqu'au jour où ils étaient pris d'accidents manifestes. Il faisait de plus observer, avec juste raison, que ce ne sont pas toujours les enfants en apparence les plus robustes, les mieux constitués qui résistent le plus également aux atteintes du mal. Quelques-uns très-vigoureux sont vite abattus par le progrès de l'affection, tandis que d'autres, en apparence beaucoup bien moins partagés au point de vue de la santé, dépérissent beaucoup moins vite.

Passons maintenant en revue les manifestations principales, que l'on peut considérer comme caractéristiques de l'empoisonnement syphilitique, en insistant particulièrement sur celles qui, par leur nature et par leur siége, peuvent le plus facilement se transmettre au sein de la nourrice. Nous savons qu'en somme, il n'est point de porte par laquelle le mal ne puisse entrer, et qu'en dehors de l'existence de manifestations susceptibles de l'inoculer directement suivant la manière la plus habituelle, la contagion cependant peut s'opérer ; en d'autres termes, qu'il ne saurait suffire de l'absence de manifestations buccales pour, un cas étant donné, affirmer que la contagion ne vient pas de l'individu indemne de ces lésions. Mais nous voulons, pour ne pas compliquer les choses outre mesure, avoir constamment en vue les cas les plus communs, ceux qu'on rencontre le plus fréquemment, et qu'il est nécessaire de se rappeler constamment.

Une des premières manifestations de la syphilis constitutionnelle chez l'enfant, et une aussi des plus importantes au point de vue du diagnostic, c'est l'inflammation spécifique de la muqueuse pituitaire, le *coryza syphilitique*. Quelques-uns des auteurs qui ont écrit sur la syphilis infantile, ont parlé de ce symptôme, et l'ont étudié et décrit, mais il faut arriver jusqu'à l'excellente publication de Lasègue et Trousseau et au livre de M. Bouchut, pour le trouver mis au rang qu'il doit occuper. Au début, il détermine un simple enchifrènement qui serait difficile à différencier de celui que produirait un coryza ordinaire. Parfois dès ce moment, on constate une rougeur et même des érosions superficielles de la muqueuse nasale. Mais surviennent bientôt des accidents qui démontrent sa véritable nature. Ce sont d'abord des épistaxis fréquentes, jamais cependant abondantes, mais qui révèlent assez bien l'état congestif de la muqueuse affectée; puis survient un écoulement séreux abondant, qui se concrète en croûte obstruant les narines; mais ce ne sont pas ces croûtes qui produisent les érosions, mais bien les érosions qui produisent la suppuration et par suite ces croûtes ; plus tard se forment des ulcérations, véritables syphilides érosives, en forme de fissures, recouvertes elles-mêmes de croûtes plus ou moins épaisses, et siégeant sur la face externe de la lèvre supérieure, de préférence vers sa limite externe, dans le sillon qui la sépare de la joue, et vers la face externe même de l'aile du nez. Le passage de l'air par les fosses nasales se fait de plus en plus difficilement ; la respiration devient ronflante et embarrassée, et comme elle ne peut plus s'exécuter lorsque le mamelon remplit la bouche, il en résulte que la succion, de plus en plus gênée, devient parfois presque impossible. Plus tard, et à mesure que les lésions marchent en profondeur et en gravité, le nez se gonfle, rougit; les parties que recouvre la muqueuse s'enflamment et l'on peut voir survenir, à moins que la mort ne les prévienne, des affections osseuses plus ou moins profondes, qui parfois finissent par détruire la totalité de la charpente du nez, et déterminent ainsi des déformations incurables.

Il ne faudrait pas exagérer la valeur diagnostique de cette manifestation, bien qu'elle soit très-importante. M. le professeur Tardieu la donne, en effet, comme un des bons signes de la syphilis infantile. « Un coryza tout particulier, dit-il, persistant, rebelle, que les matrones et les nourrices en certains pays appellent *riflettes*, et qui entretient l'écoulement d'une manière verdâtre, quelquefois fétide. »

Cette manifestation concorde d'ailleurs avec d'autres lésions que nous allons voir. Cependant, on peut la retrouver dans certains cas sans qu'elle se rapporte à la syphilis. C'est ainsi que l'on observe des coryzas idiopathiques en quelque sorte, ou *a frigore* chez les jeunes enfants; on voit encore la rhinite se développer au début de certaines affections éruptives, mais ce sont là des cas exceptionnels; et, outre que les accidents ne prennent pas dans ce cas un aussi fâcheux caractère, la concomitance d'autres phénomènes ne pourrait manquer d'éclairer sur la véritable nature de l'affection. On voit donc, qu'en résumé, dans l'appréciation des accidents ayant atteint un enfant qui a ultérieurement succombé, on devra tenir un très-grand compte de ce symptôme, si facile à constater qu'il ne peut échapper à l'examen de la nourrice la moins attentive.

Les symptômes qui vont se développer ultérieurement se passent du côté des muqueuses des lèvres, de la bouche, de l'anus et du tégument externe. Ces lésions, au dire de Trousseau, seraient peut-être un peu moins fréquentes que celles de la muqueuse nasale, mais elles sont bien plus caractéristiques, et appellent surtout plus fortement l'attention.

Ce sont d'abord *les fissures*, véritables syphilides érosives et parfois même ulcéreuses, lésions fréquentes, mais mal connues et peu étudiées jusqu'au mémoire de Trousseau et de Lasègue. Elles se rencontrent aux points où la peau se continue avec les muqueuses, comme le tégument cutanéo-muqueux des lèvres, de la marge de l'anus; elles sont souvent enfouies et cachées entre les replis qui bordent ces orifices. Elles se présentent sous l'aspect de lésions de continuité linéaires, à directions parallèles aux replis des lèvres ou de la marge de l'anus. Elles sont plus élargies du côté de la muqueuse, et vont en diminuant d'étendue à mesure qu'elles se rapprochent du tégument externe. Leur fond est d'un rouge vif; parfois il a une teinte grisâtre, et dans les cas il a une grande tendance à laisser exhaler du sang qui se coagule à la surface, et s'y dessèche en formant des croûtes noirâtres donnant un aspect strié tout à fait caractéristique, à l'orifice buccal et particulier.

Ces lésions ont une importance diagnostique considérable suivant Trousseau et Lasègue; ces auteurs ne les auraient jamais rencontrées que dans des cas de syphilis bien confirmée. Elles sont du reste très-tenaces, et se cicatrisent difficilement; elles laissent après leur guérison des cicatrices indélébiles, qui sont comme les stigmates ineffaçables de l'affection qui les a déterminées. Elles sont fort douloureuses; leur irritation est tellement pénible que les enfants refusent souvent le sein par suite de la gêne et de la douleur qu'elle leur fait éprouver. Ces fissures sont constamment une manifestation syphilitique secondaire; en aucune occasion on ne les a vues succéder à une contagion directe, comme le prétend Ducros (*Guide pratique des maladies vénériennes*, Paris, 1841, p. 130). Constamment on les voit coïncider avec d'autres accidents de même période qu'elles. On a bien pu, dans certains cas, il est vrai, confondre de véritables érosions chancreuses avec de semblables lésions, mais on aurait pu par une observation tant soit peu attentive, éviter une erreur peu justifiable si l'on songe qu'à défaut d'autres renseignements, les fistules sont constamment des lésions multiples, tandis qu'un chancre d'inoculation, quelle que soit la période de son évolution à laquelle on l'observe (et l'on sait que dans certains cas si l'on ne tenait absolument compte que de la forme élémentaire, la confusion sera possible), est un accident toujours solitaire, et qu'on ne voit point coïncider, si ce n'est à la période de cicatrisation, avec les affections secondaires. Observons en passant qu'en écrivant *solitaire*, nous ne voulons pas dire unique; les chancres en effet peuvent être multiples. Hâtons-nous de dire encore avant de terminer ce qui a trait à l'étude de ce symptôme que par son siége habituel au pourtour de l'orifice buccal, par suite de la sécrétion ichoreuse de son fonds et des exhalations sanguines qui se font si fréquemment à sa surface, il peut être considéré comme essentiellement dangereux au point de vue de la transmission du mal. Il faudra donc dans tous les cas où un diagnostic rétrospectif devient nécessaire, examiner avec soin les régions où il se rencontre pour retrouver s'il est possible les cicatrices que sa guérison y laisse.

De toutes les manifestations syphilitiques du tégument externe ou les muqueuses de la vérole infantile, les *syphilides* sont celles qui nous intéressent le plus. On peut dire, en effet, que les syphilides sont la conséquence nécessaire de la vérole; c'est par elles que débute la période secondaire.

Autrefois, on désignait sous le nom générique de *plaques muqueuses*, les papules ou les pustules, quel que fût leur siége, sur la peau ou sur les muqueuses. On les regardait comme identiques dans les deux cas : c'était là une erreur contre laquelle a réagi M. le professeur Alfred Fournier. « Il y a, nous dit-il, des syphilides muqueuses qui n'ont pas de type correspondant à la peau, et réciproquement. Et alors même que l'analogie serait parfaite entre ces deux ordres d'exanthèmes, les lésions des muqueuses sont tellement modifiées dans leur aspect, dans leur physionomie par le seul fait de localisation sur une membrane, sécrétante qu'elles ne demanderaient pas moins qu'à être étudiées à part et décrites spécialement. (*Syphilis chez la femme*, p. 486.)

Les raisons que nous donne M. Fournier nous semblent absolument probantes; c'est donc la dénomination de syphilides que nous croyons devoir adopter, dénomination déjà d'ailleurs admise par M. Bazin.

La connaissance du siége le plus habituel des syphilides, la facilité avec laquelle on peut, dans tous les cas, les reconnaître, leur spécificité indéniable sont pour le médecin légiste d'une utilité qui justifie l'attention que nous allons apporter à leur étude.

Nous venons de voir, et cela est vrai, chez l'enfant comme chez l'adulte, qu'on ne rencontre pas exclusivement les syphilides sur les muqueuses, mais qu'elles peuvent encore siéger sur la peau. M. Bazin fait même observer à ce sujet que, si à la rigueur, on pouvait douter du développement sur la peau des plaques syphilitiques chez l'adulte, il n'en est plus de même chez le nouveau-né où elles se présentent dans certaines régions avec des caractères tels qu'il est impossible de les méconnaître.

Avant de rechercher ce que les plaques muqueuses offrent de spécial chez l'enfant dans leur forme, leur disposition, leur groupement, les lieux qu'elles affectent de préférence, disons quelques mots des lésions élémentaires qu'en syphiliographie, on a décrites sous le nom de *plaques muqueuses* ; cette courte digression aura tout au moins l'avantage de préciser nettement ce qu'on entend par ce mot dont la signification laissait, il n'y a pas longtemps encore, quelque vague pour beaucoup d'auteurs.

Les plaques muqueuses auxquelles Bazin donne le nom plus général de *plaques syphilitiques* peuvent, comme nous l'avons dit, tout aussi bien siéger sur la peau que sur les muqueuses. Bazin avoue qu'il y a très-peu de temps, en 1858, il croyait les plaques syphilitiques de la peau plus rares qu'elles ne sont en réalité parce qu'il les méconnaissait le plus souvent. Presque toujours cependant elles se montrent dans certains lieux de prédilection, tels que le pourtour de l'anus, les grandes et les petites lèvres, la partie supérieure et interne des cuisses, le prépuce, le gland, le scrotum, l'ouverture externe des narines, le sillon naso-labial, la commissure des lèvres, les amygdales, etc. Nous verrons tout à l'heure que, si l'on peut hésiter chez l'adulte à reconnaître pour plaques muqueuses ces syphilides lorsqu'elles se développent sur la peau, il n'en est plus de même chez l'enfant. Par le siége qu'elles occupent de préférence chez ce dernier, et par les conditions particulières qu'elles y rencontrent, elles revêtent un aspect typique sur lequel nous aurons, du reste, à revenir.

Nous avons déjà dit que les syphilides de l'enfant ne diffèrent pas des syphilides de l'adulte: leur forme, leur aspect, sont les mêmes; elles n'en diffèrent que par le siége qu'elles occupent; chez l'enfant, c'est le plus souvent la muqueuse nasale qui est atteinte, tandis que chez l'adulte, ce sont plutôt les organes génitaux, l'anus et la gorge.

Mais pour décrire les syphilides, nous ne devons pas oublier le caractère qu'elles revêtent selon la nature de chacune d'elles; aussi, avant tout, devons-nous dire en combien de variétés on a pu diviser les syphilides; et sur ce point, nous ne pouvons mieux faire que de donner la classification de M. Alfred Fournier (*De la syphilis chez la femme*, p. 353).

Cet éminent professeur admet huit variétés de syphilis :

1.	Le type	S. érythémateuse (roséole).	
2.	—	S. papuleuse.	S. papuleuse. S. papulo-squameuse S. papulo-croûteuse. S. papulo-érosive.
3.	—	S. squameuse.	
4.	—	S. vésiculeuse.	S. herpétiforme.
5.	—	S. pustulo-crustacée	S. acnéiforme. S. impétigineuse. S. ecthymateuse.
6.	—	S. bulbeuse.	Pemphigus. Rupia.
7.	—	S. maculeuse.	S. pigmentaire.
8.	—	S. gommeuse.	S. gommeuse.

Ce dernier type est franchement tertiaire.

Les deux types de syphilides que l'on rencontre le plus souvent dans la syphilis infantile. ce sont le type *papuleux*, et le type *pustulo-crustacé*, dans lequel rentre l'ecthyma. Ce sont donc ces derniers que nous avons en vue dans notre description.

La plus fréquente est la syphilide *papuleuse* ; son nom seule indique que l'élément nécessaire est la papule, c'est-à-dire d'après Willan, cité par Fournier (*loco citato*, p.367), une petite élevure de la peau solide et résistante, ne renfermant pas de liquide, susceptible parfois de s'éroder à son sommet, mais se terminant presque toujours par résolution ou desquamation. Cette papule est d'abord rosée, puis sa coloration se modifie et devient plus ou moins foncée, la circonférence restant pâle, ce qui tranche avec la coloration de la papule proprement dite. Elle se termine généralement par desquamation, et il subsiste comme trace de la lésion une macule d'un brun gris qui disparaît après une durée variable. C'est dans cette classe que nous devons ranger le psoriasis si fréquent dans les accidents secondaires de la syphilis infantile. Nous ne décrirons pas cette lésion bien connue; qu'il nous soit seulement permis de dire que sa durée est en général assez longue.

Mais la papule ne se termine pas toujours par desquamation. Souvent elle aboutit à une érosion, lésion très-fréquente aux muqueuses des enfants; c'est à ces accidents que l'on donne aujourd'hui le nom de syphilides *papulo-érosives*, après les avoir appelées longtemps et bien souvent encore, plaques muqueuses. Dans cette variété l'inflammation est plus intense; la papule repose sur une surface légèrement indurée; elle s'ulcère, s'étiole, et sa surface est humide. Elle n'affecte aucune forme particulière, mais elle se trouve produite également sur la muqueuse opposée avec laquelle elle est en contact. Suivant le professeur A. Fournier, cette remarque ne serait pas juste quand il s'agit des adultes; mais il nous semble qu'elle est indéniable chez les enfants; en effet, trouve-t-on chez eux une syphilide papulo-érosive sur la lèvre inférieure? On n'a qu'à examiner la lèvre supérieure, et on y trouvera une syphilide de même nature.

Ces papules sont quelquefois d'un petit volume. Parfois isolées, elles se réunissent aussi parfois en groupe, et elles forment ce qu'on a appelé des plaques muqueuses. Cette agglomération de papules, tantôt se comporte comme la papule isolée, tantôt elle offre quelques modifications ; il se forme surtout au niveau des replis muqueux, des fissures qui sont de véritables ulcérations, comme par exemple au rectum, à la commissure des lèvres. Ces fissures sont rouges, les bords rarement élevés sont durs ; elles sont facilement sanguinolentes, toujours humides au début, et le produit de cette sécrétion se dépose à la surface en forme de croûte rouge ou jaunâtre.

A la gorge, ces papules érosives présentent une autre coloration ; elles sont en effet le plus souvent blanchâtres, et on ne saurait mieux les comparer qu'à des plaques diphthéroïdes ; cet enduit s'enlève facilement, et à sa place on trouve une coloration rouge, avec tissu facilement saignant ; c'est ce que l'on a appelé *plaques opalines du palais*. Ajoutons enfin que ces érosions ne sont pas douloureuses.

Après la syphilide papuleuse, c'est, avons-nous dit, la syphilide *pustulo-crustacée* que l'on rencontre le plus communément chez l'enfant, et le plus souvent sous une des deux formes que nous avons signalées, *l'impétigo* et *l'ecthyma*. Dans la forme impétigineuse, la croûte est plus épaisse, moins adhérente, moins foncée que dans la forme ecthymateuse ; on la voit survenir surtout chez les enfants scrofuleux, sur la face, la nuque et le cuir chevelu sur lesquels elle siége de préférence.

Le Dr Alfred Fournier (*loco cit.*, p. 414) a fait une distinction importante entre l'ecthyma superficiel et l'ecthyma profond. Le premier disparaît sans laisser de trace ; au contraire, sous la croûte de l'ecthyma profond, se forment des cicatrices qui ne disparaissent plus.

Ces syphilides ecthymateuses siégent de préférence sur les membres et sur le dos. Mais ici nous devons faire remarquer que le diagnostic est parfois assez difficile, et a besoin pour être certain d'autres signes de syphilis ; il n'y a en effet aucune différence entre l'ecthyma syphilitique et l'ecthyma de la scrofule au point de vue tout au moins de la forme et de la coloration.

Le développement des plaques syphilitiques a lieu presque spontanément, ou bien on les voit naître à la suite d'un chancre dont elles ne sont qu'une conséquence naturelle et inévitable. Elles ont l'aspect à leur début, quand elles se développent d'elles-mêmes, d'un petit rouge granuleux, qui prend peu à peu en s'agrandissant une forme circulaire en ellipsoïde, recouvert par une mince lamelle épithéliale au-dessous de laquelle se dépose une petite quantité de sérosité. La lamelle épithéliale ne tarde pas à se rompre, et il reste une surface rouge, lisse ou grenue, irrégulière, qui ne tarde pas à se recouvrir d'une matière plastique blanchâtre.

Suivant Legendre, les plaques cutanées peuvent se recouvrir d'une croûte jaunâtre, transparente et déprimée en godet, comme le centre de la plaque, limitée par un rebord légèrement soulevé, et de couleur rosée. La transformation du chancre en plaques muqueuses *in situ*, a été surtout bien étudiée par Davasse et Deville ; on voit lorsque survient cette métamorphose, les bords du chancre se soulever et former comme un relief d'un rouge violacé autour de la partie centrale qui est comme grisâtre et excavée. Sous la réserve de ce que nous venons de dire, on peut considérer les plaques syphilitiques comme ne laissant habituellement pas de cicatrices bien apparentes de guérison, mais seulement des maculations, et exceptionnellement des cicatrices plissées et peu saillantes.

Chez l'enfant comme chez l'adulte si les plaques muqueuses offrent sensiblement le même aspect, on doit remarquer qu'elles diffèrent par le siége le plus ordinaire. Elles affectent chez les deux la peau et les muqueuses, mais il faut noter que chez l'enfant elles affectent plus spécialement les muqueuses, et c'est surtout chez lui au pourtour des lèvres, à la commissure de ces replis et au pourtour de l'anus qu'on les rencontre.

Et tout d'abord, à quelle époque apparaissent les syphilides? Nous avons déjà dit un mot de cette question (p. 21.) La vérole est-elle acquise? L'époque de l'apparition est variable; mais elle est plus rapprochée que chez l'adulte et rarement tardive. La vérole est-elle au contraire congénitale? Nous avons vu plus haut d'après le relevé de Roger sur 249 cas de Diday, combien le point était difficile à préciser. On peut dire cependant qu'elles surviennent du premier au troisième mois, mais surtout au premier et au deuxième mois. C'est aussi l'opinion de M. le professeur Lorain, *in* Valleix (t. I, p. 486), qui, rapportant, une statistique de 158 cas dressée par Diday, fixe l'époque ordinaire de l'apparition de la syphilis infantile entre le premier et le deuxième mois; sur ces 158 cas, l'apparition a en effet eu lieu 86 fois avant un mois; 45 avant deux mois; 15 avant trois mois, et 7 avant quatre mois. Enfin, tout récemment, M. G. Rafinesque, interne de M. Dubreuil, à l'hôpital de Lourcine, faisant pour les Archives de tocologie (juin 1874), le relevé des manifestations syphilitiques dans 24 cas, arrive au résultat suivant :

Symptômes développés	dans les 15 premiers jours.	6
—	dans la 2e quinzaine.......	10
—	dans le 2e mois...........	5
—	dans le 3e mois...........	3
—	au delà du 3e mois........	3
		27

Ce qui corrobore les opinions de Diday et de Lorain.

Les syphilides chez l'enfant sont habituellement moins larges que celles de l'adulte, limitées fort souvent aux commissures des lèvres ou à la face postérieure de ces organes; rarément envahissent-elles les joues. On ne les mentionne pas aussi souvent dans l'arrière-gorge sur la muqueuse pharyngienne; mais cela tient peut-être à ce qu'on ne les y cherche pas; car bien plus fréquemment qu'on ne le pense, cet examen, d'après Trousseau, décèlerait leur existence dans ces régions. Les plaques sont généralement petites; elles forment une saillie assez notable, et présentent une coloration blanchâtre, qui leur donne, comme nous l'avons dit, un aspect diphthéroïde. Rappelons qu'elles se développent sur les fissures cutanées muqueuses que nous avons précédemment étudiées, ou, si l'on veut, ces dernières peuvent subir une modification qui les transforme en places muqueuses. Elles forment souvent une éruption confluente et caractéristique au pourtour de l'anus, où elles coexistent avec des fissures.

Enfin, nous devons tout spécialement mentionner leur développement sur la peau au voisinage des articulations, et particulièrement dans le sens de la flexion. A ce niveau, elles offrent l'aspect caractéristique des plaques des muqueuses; rien ne les distingue, ni la forme, ni leur surface blanchâtre, ni les sécrétions qu'elles fournissent; car si les plaques syphilitiques sont le plus souvent sèches, celles placées au voisinage des articulations n'en fournissent pas moins une sécrétion aussi abondante que celles situées sur les muqueuses. Cette apparence semble due à la finesse des téguments, à la minceur de leur revêtement épidermique, et aussi probablement à l'humidité qu'entretient la sécrétion de la sueur dans les replis articulaires.

Nous insistons ainsi sur les manifestations muqueuses de la syphilis infantile, parce qu'en définitive ce sont elles dont il faut tenir le plus grand compte, et au point de vue du diagnostic, et surtout au point de vue de la puissance contagieuse. — Les éruptions cutanées que nous allons actuellement rapidement passer en revue peuvent également avoir une certaine importance. Certaines d'entre elles même peuvent passer complètement inaperçues; le diagnostic de certaines autres est même entouré de difficultés telles qu'en l'absence de manifestations plus explicites, il serait souvent difficile, à moins d'une grande expérience, d'affirmer la véritable nature du mal. Cependant, nous ne pouvons passer sous silence quelques éruptions cutanées qui, par leur fréquence et leur forme, recèlent facilement leur spécificité.

Putégnat, de Lunéville (*Histoire et thérapeutique de la syphilis des nouveau-nés et des enfants à la mamelle*. Paris, 1854, p. 17), décrit, chez les nouveau-nés affectés de syphilis, le développement d'un érythème particulier. Cette affection, qu'il dit avoir observée fréquemment, se montrerait principalement aux malléoles internes et aux talons, aux fesses, à la région sacrée, aux parties génitales et aux cuisses. La peau est chaude, d'un rouge foncé et brillant. Malgré les affirmations de ce médecin distingué, nous pensons que trop de causes peuvent déterminer un semblable exanthème, pour qu'en l'absence d'autres manifestations plus caractéristiques, on puisse établir un diagnostic de quelque valeur. La peau des nouveau-nés est trop impressionnable par les frottements, les pressions et en général par les agents extérieurs, la malpropreté, l'urine, certaines substances employées au nettoyage des parties lésées, telles qu'un savon caustique ou trop alcalin, par exemple, pour qu'on attache une importance considérable à une lésion aussi fugace, et conséquemment aussi facile à déterminer qu'un érythème. Et puis ne pourrait-on pas confondre cette rougeur avecc elle qui se développe dans les mêmes régions, et que tous les auteurs, ayant écrit sur les maladies des enfants, disent marquer la dernière période de l'entérite aiguë, si fréquente à cet âge? Nous ne pourrions donc attacher aucune importance à ce symptôme, soit au point de vue des commémoratifs, soit même au point de vue actuel. Du reste, il est à croire que si réellement le début des éruptions cutanées est marqué par une poussée d'érythème, celui-ci ne persiste pas longtemps sans qu'il vienne s'y joindre d'autres lésions bien plus caractéristiques.

Un exanthème bien plus important, et pour cela

doué d'une valeur bien plus grande au point de vue du diagnostic, est la *roséole*. Cette manifestation cutanée n'est pas rare, mais elle est très-fugace ; elle se développe rapidement pour disparaître de même ; elle ne peut non plus fournir un appoint bien solide, puisque le plus souvent elle passe inaperçue du médecin, et qu'à moins de traces manifestes d'ulcérations plus marquées, ce symptôme n'aurait rien de bien caractéristique, sauf le cas où il serait bien et dûment constaté au moment où il atteint une intensité suffisante pour ne pas laisser prise au doute.

Presque toujours généralisée, l'éruption de la roséole débute par des surfaces peu considérables. Les membres, et surtout les inférieurs, sont d'abord atteints ; de-là, elle s'étend aux autres régions, mais presque constamment elle laisse la face complètement indemne. L'éruption est composée de macules d'un rouge plus ou moins foncé, souvent sombre et cuivreux, qui, par leur forme et leurs dispositions, rappellent de loin l'éruption morbilleuse. La durée totale de ce symptôme serait de quatre à huit jours. Pendant deux à quatre jours, l'éruption s'accroît et se caractérise ; pendant le même laps de temps, les macules disparaissent, leur coloration s'éteint en quelque sorte, et il reste souvent une coloration violette, sombre ou cuivrée, qui est fréquente à la suite des éruptions syphilitiques des nouveau-nés.

Nous avons dit que la roséole était un symptôme

initial aussi bien chez l'enfant que chez l'adulte; cependant, presque toujours elle est précédée par le coryza. C'est ce dernier qu'il faudrait bien plutôt considérer comme le phénomène le plus important marquant le début du développement de la syphilis héréditaire.

Il nous reste encore à étudier certaines autres manifestations cutanées, moins fréquentes que celles que nous venons de décrire, mais dont quelques-unes sont très-caractéristiques, et ont pour le médecin-légiste une signification d'autant plus importante, que certaines laissent après elles des cicatrices qui rappellent parfaitement leur origine. Ce sont d'abord l'*ecthyma syphilitique*, les *ulcérations serpigineuses de la peau*, décrites par Trousseau, et le *faux psoriasis*. Nous savons qu'en circonscrivant notre description aux lésions que nous venons de mentionner, nous sommes loin d'embrasser toutes les formes si diverses sous lesquelles peuvent apparaître les lésions cutanées de la syphilis. Mais, nous le répétons encore, notre but est bien moins de tracer une histoire complète de la syphilis héréditaire, que de rassembler les matériaux au moyen desquels on puisse en faire un tableau facilement reconnaissable. Ce qui nous importe donc, ce sont bien plus les manifestations tangibles, celles qui peuvent le moins laisser prise au doute quand on vient à les constater, que les formes plus ou moins obscures, dont la signification intéresse à un très-haut point le pathologiste, mais qui, à défaut d'une précision suffisante, ne peuvent servir de base certaine et inattaquable au diagnostic. Nous reconnaissons volontiers que certains phénomènes, encore obscurs aujourd'hui, pourront, mieux étudiés, jeter un jour tout nouveau sur certaines questions; mais la pratique a besoin de la science faite, en quelque sorte; elle ne peut attendre; il lui faut une précision, une certitude aussi complète que celle que l'on peut espérer des sciences d'observation; elle doit négliger les points litigieux, les laisser à la discussion des savants spéciaux, jusqu'à ce qu'ils aient aussi pris droit de domicile dans la science, et soient ainsi rentrés dans un fonds commun où l'application va les prendre pour les approprier à son usage.

Des diverses syphilides pustuleuses qui peuvent atteindre l'enfant nouveau-né, l'*ecthyma* est certainement celui qui est le plus fréquent, et se reconnaît le plus facilement. Quand on rencontre chez le nouveau-né, dit Gibert (*Manuel pratique des maladies vénériennes*, Paris, 1837, p. 440), une syphilide réellement pustuleuse, celle-ci revêt ordinairement la forme de l'ecthyma. Celui-ci est constitué par de larges pustules discrètes, assez arrondies, coniques ou déprimées à leur centre, entourées d'un cercle de couleur franchement cuivrée, remplies d'un liquide épais et jaunâtre, et reposant sur une base indurée. Le liquide, par suite de la rupture de la lamelle épidermique qui l'emprisonnait, ne tarde pas à s'échapper et à se dessécher en partie. La pustule est remplacée alors par une croûte brune, assez épaisse, adhérente, qui tombe au bout de quinze à vingt jours, pour laisser à sa place une macule d'un rouge violacé. Cette éruption se développe sur le tronc et sur les membres. — On rencontre parfois une forme plus grave de l'ecthyma. C'est celle que Cazenave a décrite sous le nom d'*ecthyma profond*, et Vidal sous celui d'*ecthyma chronique*. Il se reconnaîtrait aux signes suivants : sur une tache violacée s'élève une large pustule dans laquelle s'accumule un liquide sanguinolent. Cette pustule est circonscrite par une aréole livide, entourée elle-même d'un cercle de couleur cuivrée. Le liquide se dessèche, se transforme en une croûte saillante, bombée au centre, de couleur noire, qui tombe parfois, et laisse à sa place une coloration dont le fond est inégal, grisâtre, et dont les bords sont taillés à pic. On peut facilement reconnaître à la description que nous venons de donner, d'après Vidal et Cazenave, ce que M. Bazin appelle le *rupia profond*. Ce genre de syphilides est rare chez les enfants. Elles ont été précédées d'autres phénomènes ; ce n'est jamais par elles que l'on voit débuter les accidents de la syphilis infantile. Cependant, nous devons reconnaître qu'il est certaines formes de la syphilis que M. Bazin désigne du nom de malignes, et dans lesquelles on voit apparaître de semblables lésions dès le début des éruptions secondaires. — Nous ne voulons point tirer de ce fait des conséquences que nos recherches ne comportent pas. Nous ne pouvons que constater la rareté d'éruptions semblables chez les enfants ; nous dirons cependant que les ulcérations qui succèdent à la chute des croûtes du rupia sont d'abord d'un rouge sombre et violacé. Elles finissent à la longue par prendre une teinte plus blanche que celle de la peau qui les entoure. Les plus superficielles sont comparables, pour M. Bazin, aux cicatrices du vaccin, dont elles présenteraient l'aspect gaufré et réticulé ; les plus profondes seraient constituées par une mince membrane, blanche, uniforme, indiquant que le tissu de la peau a été détruit dans toute son épaisseur.

Telle est l'origine encore de ces *ulcérations serpigineuses* de la peau que Trousseau compare aux traces que les insectes xylophages laissent sur le bois. Ces ulcérations, assez exiguës en largeur puisqu'elles n'excéderaient pas 2 millimètres en ce sens, auraient un aspect spécial et pathognomonique. Elles laisseraient après leur guérison des cicatrices, rouges d'abord, puis blanches, dont l'aspect rappellerait parfaitement l'origine.

Nous ne voulons point terminer l'exposé des principaux signes de la syphilis congénitale sans mentionner le *psoriasis* dont nous avons dit déjà plus haut quelques mots, l'*alopécie*, l'*onyxis* et le *périonyxis* enfin, que quelques syphiliographes ont observés.

Le *psoriasis* occupe la paume des mains et la plante des pieds. La peau semble s'épaissir; l'épiderme se fendille à tous les plis articulaires dans le sens de la flexion; l'épiderme s'exfolie; il se détache en écailles qui laissent à nu des espaces recouverts d'un épiderme nouveau, extrêmement mince, qui prennent une coloration livide, rarement cuivrée, et qui n'a rien de caractéristique d'après Trousseau, auquel nous empruntons les principaux traits de cette description. Ajoutons que cette lésion est d'ailleurs rare chez les enfants.

Nous ne ferons que signaler l'*alopécie*. Chez les enfants on voit, comme chez l'adulte, apparaître, en même temps que les autres manifestations de la période secondaire, la chute des cheveux et des sourcils; mais il n'y a dans cette affection aucun signe particulier. Comme chez l'adulte, les cheveux, les sourcils et les cils repoussent, mais ils sont plus durs que ceux qu'ils remplacent. Cette affection n'a, du reste, que peu d'importance; on le comprend en songeant au peu de développement du système capillaire chez l'enfant.

On désigne enfin sous le nom d'*onyxis* et de *périonyxis syphilitique* une espèce de syphilide pustuleuse, laquelle, fréquemment dans le cas de syphilis constitutionnelle infantile, attaque la peau qui avoisine les ongles. « A cette pustule, dit M. Cazenave, succède une ulcération qui laisse écouler une suppuration sanieuse, laquelle excorie les parties voisines ; l'ongle finit par se détacher. Il repousse lentement d'une manière vicieuse; il devient petit, étroit, chagriné, mince, grisâtre, et comme recroquevillé, ou retourné sur lui-même. La peau dans la partie où existe la cicatrice de la pustule est d'un rouge vif, et elle reste fréquemment le siége d'une douleur assez aiguë. »

Il existe en dehors de ces manifestations extérieures en quelque sorte de la syphilis héréditaire des lésions plus profondes; mais celles-ci ne doivent pas nous occuper. Nous nous bornons, comme nous l'avons déjà dit, à présenter les principaux caractères qui peuvent conduire autant que possible à un diagnostic précis. Nous allons maintenant, avant de terminer ce qui a trait à la partie de notre sujet que nous étudions actuellement, dire quelques mots de la syphilis infantile, quand elle n'est plus héréditaire, mais bien acquise par voie de contagion.

En dehors de la syphilis héréditaire, on comprend sans difficulté que les enfants puissent être infectés par contagion directe, tout comme cela arrive aux adultes. Les voies de transmission sont même assez nombreuses ; car, en dehors de l'inoculation directe en quelque sorte et par les organes maternels, ou par diverses circonstances extérieures communes, tels que les baisers et les attouchements de personnes adultes contaminées ou donnant leurs soins à des vérolés, l'usage d'ustensiles ou d'instruments malpropres ayant servi à des personnes syphilitiques, les enfants peuvent encore s'infecter entre eux.

C'est ainsi qu'il y a quelques années un médecin spécialiste de Paris inocula dans l'espace de trois ans la syphilis à plus de vingt personnes en pratiquant le cathétérisme de la troupe d'Eutache avec une sonde mal nettoyée. Le professeur agrégé Brouardel (Clinique médicale de la Charité, 1874) a eu occasion de voir deux des victimes de cette funeste négligence ; l'une était la fille d'un magistrat de province ; au début, les accidents furent complètement méconnus ; alors que la roséole se montra accompagnée d'un léger mouvement fébrile, la malade fut quelque temps soignée pour une rougeole ; ce n'est que plus tard, après l'apparition de syphilide ulcéreuse, que la véritable nature de l'affection fut reconnue. On institua un traitement spécifique, qui fut incomplètement suivi, et la jeune fille succomba quelques années après ; elle avait perdu la cloison et les os propre du nez.

C'est ainsi que, dans la séance du 14 avril 1874, M. le professeur Bardinet, de Limoges, a présenté à l'Académie de médecine la relation d'une syphilis communiquée par le doigt d'une sage-femme à un grand nombre d'accouchées de la ville de Brive, et transmise aux maris ainsi qu'aux enfants de plusieurs d'entre elles pendant le cours de l'année 1873 (*Ann. de gynécol.*, avril 1874).

C'est ainsi encore que le virus peut être commuqué par une cuiller, un verre, un biberon, etc. On lira avec intérêt dans les études sur les maladies communiquées de M. le professeur Tardieu les observations relatives à ces accidents, notamment à la contagion à l'aide de la canne ou tube à souffler les bouteilles chez les ouvriers verriers, comme aussi celles relatives aux inoculations syphilitiques accidentelles produites par le tatouage et la circoncision.

Il ne faut pas oublier, avons-nous dit, que les enfants peuvent aussi s'infecter dans les rapports entre eux. Cette année même, à l'hôpital de Lourcine, nous avons vu dans le service de M. le professeur agrégé Lancereaux, salle Ste-Thérèse, n° 4, une petite fille de 2 ans, qui avait eu quelques petits boutons vers l'âge de 15 mois, et qui à son entrée à l'hôpital présentait des plaques muqueuses de la gorge et de l'anus qu'elle avait contractées en nourrice. Cette dernière n'était pas malade, mais elle avait elle-même des enfants syphilitiques qui jouaient habituellement avec cette petite fille.

Tous les auteurs s'accordent à considérer comme très-rare l'inoculation du fœtus par les organes maternels au moment de son passage à travers ces parties. Ils en donnent comme raison la protection efficace qu'oppose à l'action du virus la couche épaisse d'enduit sébacé qui recouvre l'enfant naissant, et l'abondance des mucosités qui lubréfient les organes maternels. Nous ne pouvons pour notre part que souscrire à l'opinion générale, car nous n'avons trouvé aucun exemple de syphilis ainsi transmise.

L'*allaitement* et la *vaccine* constituent deux modes spéciaux de contagion syphilitique particulière à l'enfance. Presque toujours les enfants sont infectés par une nourrice qui, probablement, l'a été elle-même par un premier nourrisson. Nous ne pouvons nier que, dans certains cas, le mal né sur le sein de la nourrice d'une façon primitive en quelque sorte n'ait pu être transmis de là à son nourrisson; mais, malgré les assertions de M. Ricord, il est certain que ce n'est pas là la facon dont les choses se passent le plus souvent.

Nous n'ajouterons rien à propos de la *syphilis vaccinale* qui, si nous n'y prenons garde, nous entraînerait hors des limites déjà étendues de notre sujet. Il n'est pas un médecin qui n'ait entendu parler de ces épidémies de syphilis sévissant à un moment donné sur des villages entiers. Viennois (de Lyon) en a expliqué le développement. Un ou deux enfants contractent la syphilis au moment où on les vaccine; et si des plaques muqueuses se montrent, comme c'est l'ordinaire, à la bouche ou à l'anus, les nourrices et leurs maris sont bientôt infectés.

Dans ce cas comme précédemment, c'est un chancre induré qui se produit à l'endroit inoculé. Ce chancre se reconnaît à ses caractères spécifiques;

il est accompagné de l'engorgement ganglionnaire indolent que provoque toujours l'accident primitif; enfin dans les délais ordinaires, il est suivi des phénomènes qui caractérisent l'empoisonnement constitutionnel. La syphilis accidentelle chez l'enfant (et sous ce nom nous comprenons la syphilis développée par l'un quelconque des divers modes que nous venons de signaler) évolue absolument comme chez l'adulte. Les quelques différences qui peuvent exister ne méritent point de notre part une mention spéciale, et nous ne nous y arrêterons pas davantage.

CHAPITRE II.

DE LA SYPHILIS MAMMAIRE.

Dans l'exposé historique que nous avons donné au début de ce travail, nous avons vu qu'il n'était douteux pour aucun des auteurs que nous avons cités, que la mamelle pût devenir le siége d'accidents syphilitiques, soit que ces derniers y eussent été inoculés par un nourrisson contaminé, soit qu'ils y fussent développés primitivement. « Par la grande chaleur, et ulcères qu'il a en sa bouche, dit Ambroise Paré, l'enfant vérolé imprime au mamelon qui est poreux, laxe, et rare le virus qui se communique par tout le corps et le plus souvent se montre au mamelon. » Au dix-huitième siècle, Fabre décrivit avec assez de soin les ulcérations mammaires, et signala l'adénite axillaire qui l'accompagne constamment. « La première partie qui est affectée, dit-il (*Traité des maladies vénériennes*, p. 16), est le mamelon, parce que la bouche de l'enfant l'imprégne d'une salive infectée. Il survient donc à cette partie d'abord une phlogose douloureuse, et ensuite de petits boutons qui se changent en ulcères ou chancres. Très-souvent les glandes des aisselles, et celles du col se gonflent en même temps, de même que celle des aines où il survient des bubons lorsque les chancres occupent les parties de la génération. »

Grâce à Hunter qui, comme on le sait, niait d'une façon absolue la contagion des accidents secondaires, et surtout celle de la syphilis congénitale, la doctrine de la transmission par les mamelles fut laissée dans l'oubli pendant un certain temps. Bien que les doctrines huntériennes aient régné le plus généralement dans les trente années qui suivirent, on trouve cependant dans cette dernière période quelques auteurs, qui, comme Boyer, Delpech, etc., restèrent fidèles à l'ancienne doctrine de la transmission possible de la syphilis aux nourrices par les nouveau-nés. Ces adeptes de l'école de Hunter avaient cependant constaté à diverses reprises l'existence des chancres mammaires, mais ils n'en pouvaient reconnaître la véritable cause, et étaient obligés pour expliquer leur présence de recourir à des explications souvent fort invraisemblables.

Ou bien on accusait les nourrices de transporter directement sur leurs mamelles l'affection chancreuse par suite d'attouchements, de tractions, etc., exercés au moyen de leurs doigts souillés de virus provenant d'ulcérations génitales — ou bien l'on était obligé d'admettre, quoique l'on rencontrât sur ce point les dénégations les plus énergiques, que la personne contagionnée avait eu pour son amant les plus basses complaisances. On ne savait pas alors que de ces deux modes de transmission, l'un était absolument faux, et l'autre ne pouvait qu'incomplètement rendre compte de la plupart des faits. On sait en effet aujourd'hui que le pus du chancre induré n'est pas réinoculable sur la personne qui le porte, et que ce mode de transmission ne peut être absolument invoqué que pour le chancre mou, constamment réinoculable, et autant de fois qu'on le veut. De plus, pour ce qui est de la seconde hypothèse, on eût pu ainsi expliquer peut-être la présence de certains chancres à la base de la mamelle, mais dans tous les cas la cause de leur siége si fréquent au mamelon et à l'aréole devenait de plus en plus obscure pour tout observateur attentif. Rappelons ici ce que nous avons dit dans notre court exposé historique, à savoir que, dans certains procès, les magistrats avaient pressenti les découvertes ultérieures de la science, en admettant une contagion qui ne fut médicalement reconnue que plus tard.

Lorsque l'on revint de la doctrine huntérienne, et que la multiplicité des faits tant expérimentés que fortuits ne put plus laisser de prise au doute sur la contagiosité des accidents secondaires, on ne fit aucune difficulté pour admettre à nouveau la communication de la vérole par la mamelle, mais encore à ce moment on ne pouvait croire qu'un accident secondaire pût donner lieu à l'inoculation d'accidents primitifs. On ne s'expliquait en d'autres termes que d'une façon évasive sur la forme sous laquelle se montrait l'accident primitif, ou plutôt les accidents qui indiquaient primitivement l'infection de l'économie par le virus. Diday lui-même n'était rien moins qu'explicite sur ce point ; il insiste surtout sur l'existence de certaines formes papuleuses, désireux qu'il est certainement, comme le fait observer Rollet, de rencontrer sur la mamelle des lésions similaires à celles qui les avaient déterminées.

En d'autres termes, si l'on admettait bien le pouvoir infectant des accidents secondaires, on ne pensait pas que ces derniers pussent produire autre chose, comme phénomènes de début, que ce qu'ils étaient eux-mêmes. « Quant à la lésion, dit Diday (*Traité de la syphilis des nouveau-nés*, p. 205), par laquelle l'affection débute chez la nourrice, ce point n'est pas encore assez bien déterminé; il pourrait devenir le sujet d'un travail intéressant. Je rappellerai seulement que j'ai vu une plaque papuleuse, qui ne s'ulcéra pas le moins du monde, être chez une nourrice la lésion initiale, le point de départ de la syphilis constitutionnelle qu'elle avait prise chez son nourrisson. » Velpeau cependant, quoi qu'en dise Rollet, semble parfaitement admettre la possibilité de la transmission de l'accident primitif par la bouche contaminée d'un enfant affecté de syphilis congénitale. « Il n'y a pas de raison, dit ce savant chirurgien (*Traité des maladies du sein et de la région mammaire*, p. 21), pour que la syphilis et ses différentes formes ne s'établissent pas là aussi bien qu'ailleurs. Qu'elle y existe à titre d'affection secondaire, comme manifestation d'une infection générale, ou sous forme d'*accidents primitifs*, résultant d'un contact impur *transmis de la bouche malade de l'enfant à la nourrice*, par exemple, peu importe, on la reconnaîtra toujours à ses caractères spécifiques, etc. » On le voit, Velpeau admettait parfaitement que la bouche infectée d'un enfant syphilitique pût transmettre des accidents primitifs au sein de la nourrice. Il faut reconnaître cependant que c'est Rollet qui a fait le plus pour établir le mode suivant lequel se fait la transmission dans ces cas ; mais il n'a pas aussi besoin qu'il le dit de retrouver, de ressusciter le chancre mammaire pour lui assigner les caractères du chancre induré.

Si le mot n'avait pas été prononcé cependant, la chose en elle-même avait été reconnue, et cela d'une façon très-explicite, tout au moins par Velpeau. M. Bouchut ne dit pas explicitement non plus que l'inoculation des accidents secondaires de la bouche d'un enfant contaminé donne lieu au développement des *chancres indurés*, cependant il ressort clairement de la lecture de deux observations qui lui sont personnelles, et sur lesquelles il s'appuie précisément pour soutenir la doctrine de la transmission de l'enfant nouveau-né à sa nourrice, que les phénomènes du début ont été tout au moins des ulcérations. Dans la première observation, l'accident qui se développa tout d'abord chez la nourrice fut une ulcération du sein, qui succéda à une morsure du sein par son propre enfant qu'elle allaitait en même temps que le nourrisson infecté. Dans le second cas, la filiation des phénomènes est peut-être un peu plus obscure, mais dans l'examen rétrospectif de la femme, il est dit que cette dernière offrait sur les deux seins les cicatrices d'ulcérations guéries. Ces deux exemples suffiraient donc à faire admettre, que si M. Bouchut ne prononce pas non plus le nom de chancre induré, il n'en admet pas moins le caractère ulcéreux de l'affection développée à la mamelle sous l'influence du contact impur d'un nourrisson syphilitique. (Voy. plus loin obs. III et IV.)

Tous les auteurs du reste qui ont traité de ce mode de contagion parlent d'ulcérations du sein, sans prononcer le mot de chancre. Hunter qui d'ailleurs ne pouvait se servir de cette expression, puisque forcément il devait, pour rester d'accord avec sa doctrine, interpréter très-mal les faits de ce genre soumis à son appréciation, eut l'occasion d'observer certains cas qui ne lui étaient guère explicables, et que cependant il rapporte dans son *Traité des maladies vénériennes*, sans les mettre, il est vrai, au compte de la syphilis. Il raconte, par exemple, qu'une nourrice, après avoir allaité son enfant, qui mourut assez rapidement après avoir présenté sur tout le corps et dans la bouche, des vésicules remplies d'un pus clair, eut des ulcères au mamelon, puis des glandes dans l'aisselle, puis très-mal à la gorge, puis une éruption sur la peau avec chute de l'épiderme des mains et des doigts, etc. — Ailleurs, il raconte encore qu'une dame qui nourrissait deux enfants, un étranger et le sien, vit au bout de six semaines son mamelon s'ulcérer, et tomber par suite des progrès du mal. L'enfant étranger avait la respiration courte, des aphthes dans la bouche, et mourut bientôt de consomption, le corps couvert d'ulcères.

Par les quelques exemples que nous venons de citer il est aisé de voir qu'avec de l'attention, il était assez facile, tout au moins pour certains cas, de remonter au début des accidents.

Etudions maintenant les particularités que présente l'évolution de la syphilis mammaire. Tout d'abord, établissons que le chancre mou ne se rencontre que tout à fait exceptionnellement dans cette région. Il s'y montre avec ses caractères ordinaires, et il est toujours le résultat d'une inoculation directe. Les lésions syphilitiques véritables, celles dont la connaissance nous importe souvent, sont le *chancre induré*, et les accidents secondaires affectant la mamelle, et particulièrement parmi ces derniers les plus caractéristiques, *les plaques muqueuses*, ou mieux *syphilides*, pour employer l'expression que nous avons adoptée.

Le *chancre* ou ulcère syphilitique primitif de la mamelle reconnaît l'allaitement comme cause la plus fréquente. En dehors de cette fonction, il ne peut être que très-accidentellement observé; il se développe alors, soit à la suite d'une contagion directe, à la suite de certains attouchements, baisers, etc., ou de certaines manœuvres, comme la succion exécutée quelquefois dans un but thérapeutique. Rollet (*Archives de médecine*, 1859), a cité le cas où une nourrice avait été infectée par une autre femme qui, portant des lésions syphilitiques de la bouche, lui avait tété les mamelons dans le but de développer les bouts du sein. Le même auteur cite quelques autres cas de ce genre, relatés par Bourgogne, mais peu nombreux cependant. Dans un cas pareil, l'expert pourrait être dans le plus grand embarras, si la lésion initiale surtout ne se développait que tardivement, comme cela a lieu dans certaines inoculations qui n'auraient déterminé des accidents que quarante et même cinquante jours après l'expérience. L'incubation peut même se prolonger davantage. Dans un cas, en effet, que cite M. Alfred Fournier elle avait dépassé la durée de soixante-quinze jours. (*Syph. chez la femme*, p. 16.)

L'école de Hunter, comme nous l'avons déjà dit, niait très-énergiquement la transmission des accidents primitifs ou secondaires de la syphilis par l'allaitement. Elle avait un certain semblant de raison en présence de quelques exemples de mères qui, ayant donné le jour à des enfants syphilitiques, les nourrissaient sans éprouver le moindre inconvénient, bien que ces derniers présentassent les lésions buccales les plus caractéristiques. Ce fut Colles, de Dublin (*Medical Press*, Dublin, 1844), qui le premier établit clairement que les nourrissons, affectés de syphilis buccale, restaient capables d'inoculer l'affection à leurs nourrices, alors même que leurs mères n'avaient présenté aucun phénomène insolite du côté de la mamelle après un allaitement prolongé, et qui souvent n'avait été suspendu qu'à la suite d'accidents n'ayant rien de commun avec la syphilis. Ce phénomène bizarre en apparence s'explique parfaitement, si en mettant de côté les cas d'immunité naturelle que rien ne peut expliquer, on se souvient que la mère d'un enfant syphilitique, ou a été antérieurement affectée de syphilis, ou bien même a dû, si elle était vierge du mal, contracter l'affection par le fait même de la gestation. Il n'y a pas là autre chose qu'une des explications du phénomène bien connu, et actuellement bien étudié, de l'inoculabilité de la syphilis. Malgré les cas qui ont été rassemblés depuis quelque temps par divers auteurs et qui démontrent clairement que certains individus sont susceptibles de contracter à plusieurs reprises les accidents primitifs et secondaires de la vérole, il est d'une vérité peu contestable que, dans l'immense majorité des cas, une inoculation antérieure donne, pendant fort longtemps tout au moins, sinon pour toujours, une immunité véritable contre une contagion nouvelle.

Diday démontre, à la suite de recherches consciencieuses, que, dans les cas où des enfants nouveau nés avaient contagionné leur mère, il s'agissait de syphilis acquise et non héréditaire. Comme nous l'avons établi dans une autre partie de ce travail, la syphilis acquise est loin d'être rare chez le nouveau-né, et nous pourrions citer des cas assez nombreux où un enfant ainsi infecté aurait transmis l'affection à sa mère. Rollet fait observer avec raison qu'il suffit qu'une nourrice étrangère, par exemple, offre le sein une fois à un enfant pour que celui-ci, contractant un chancre buccal, devienne ainsi une source de contagion. La loi établie par Colles n'en conserve pas moins toute sa force, puisqu'elle ne peut avoir de valeur que s'il s'agit de la syphilis héréditaire, et non de la syphilis accidentelle. D'après Amilcar Ricardi (*Syphilide de allattamento ;* Milan, 1865) cette loi souffrirait cependant une exception ; ce serait celle dans laquelle la syphilis congénitale de l'enfant proviendrait du chef paternel. Il admet que, dans ces cas, la mère peut parfaitement n'avoir pas été infectée pendant la gestation, et l'être pendant l'allaitement. Dron (*Lyon médical,* 1870) dit avoir pu dans de nombreux cas constater la justesse de ces assertions. Il faut noter encore que la vaccination peut parfois devenir une source féconde de contagion, ainsi que l'ont démontré les endémo-épidémiques syphilitiques de Lupara, de Rivalta, etc. On conçoit très-bien que dans des cas semblables les enfants infectent le sein qui les nourrit; il ne s'agit d'ailleurs ici que de causes accidentelles, qu'il est indispensable d'avoir présentes à l'esprit, et qui dans certains cas où elles sont mal déterminées pourraient jeter le médecin dans le plus grand embarras.

Disons, enfin, pour terminer ce qui tient à l'étiologie du chancre mammaire que le sein peut servir à propager la contagion sans être atteint lui-même. Bertin (*Traité des maladies vénériennes des nouveau-nés*) a rapporté l'observation d'une femme mariée, mère de quatre enfants, très-sains, qui reçut et allaita un enfant étranger syphilitique. Huit jours après, son propre enfant eut des chancres à la bouche, et plus tard des accidents secondaires; la mère elle-même resta indemne de tout accident syphilitique. En résumé donc, le chancre induré de la mamelle est une affection relativement fréquente; de tous les modes d'inoculation, c'est certainement l'allaitement qui est de beaucoup le plus fréquent. Quant à la succession des accidents, il demeure bien établi que ce sont presque constamment des accidents secondaires buccaux qui lui donnent naissance. En aucun cas, ces lésions avancées ne peuvent se communiquer sous leur état actuel; nous adoptons sans restriction la doctrine soutenue par Rollet, et qui pose en loi que le début de la vérole, quel que soit l'accident qui la communique, est constamment un chancre. Nous aurons du reste à revenir sur ce point à plusieurs reprises.

Les observations de chancres mammaires sont fort nombreuses ; outre les observations qu'en a données Rellet dans son mémoire et qu'il a répétées en les abrégeant dans son livre (*Recherches cliniques expérimentales sur la syphilis*, Paris, 1861, p. 242) ; A. Guérin (*Maladie des organes génitaux de la femme*, p. 96) ; Roger (*Union médicale*, 1865) ; Audoynaud (*Etude sur la syphilis, communiquée par l'allaitement*, thèse 1869) ; Dron, Alfred Fournier (*Leçons sur la syphilis étudiée plus particulièrement chez la femme*, Paris, 1873, p. 153), en ont donné des descriptions fort complètes. Le chancre mammaire siége presque constamment à la base du mamelon, ou sur ce dernier. Puis viennent par ordre de siége le pourtour du mamelon, l'aréole, et enfin le globe mammaire lui-même. Ces derniers chancres, excentriquement placés sur le globe mammaire, sont très-rares ; Rollet pense qu'ils sont peut-être dus, comme le professe M. Roger, à l'inoculation déterminée par le jetage du coryza syphilitique que nous savons être un phénomène si fréquent, sinon constant, de la vérole héréditaire. A. Fournier pense que, comme le chancre induré des autres régions, celui de la mamelle est le plus souvent multiple que celui des autres régions. Audoynaud est arrivé aux mêmes résultats ; aussi pense-t-il que cette multiplicité tient à certaines causes, et surtout au mode suivant lequel s'effectue la contagion. Par suite des contacts multipliés et rapprochés que nécessite l'allaitement, il s'opère un grand nombre d'inoculations simultanées ou une série d'inoculations successives et très-rapprochées.

La période d'incubation est sensiblement la même pour le chancre mammaire que pour celui des autres régions. Rollet fait observer à cet égard que, comme le plus souvent il s'écoule un certain temps entre la cessation de l'allaitement et le début du chancre, la nourrice peut parfaitement pendant ce temps prendre un nouveau nourrisson qu'elle ne pourra manquer d'infecter aussitôt que se développeront les accidents. Il ressort de là une règle d'hygiène publique que le médecin devrait toujours avoir présente à l'esprit, lorsque dans certaines conditions il s'agit du choix d'une nourrice. Il arrive, en effet, fort souvent que les nourrices cherchent à remplacer immédiatement un nourrisson qu'elles ont perdu. Or, on voit de quelles précautions il faudrait s'entourer si l'affection à laquelle a succombé le premier devait laisser le moindre doute dans l'esprit. Il serait dans tous les cas formellement indiqué d'attendre pendant le temps supposé de l'incubation ordinaire.

Sur le sein comme ailleurs, les débuts du chancre sont très-insidieux. Il débute presque toujours par une élevure rougeâtre que les malades prennent pour un bouton ; souvent encore c'est une simple excoriation en forme de gerçure ou de crevasse. Les malades, en raison de la bénignité de ces débuts, ne s'inquiètent que médiocrement; aussi souvent ne se présentent-elles pas à l'examen avant que le chancre ne soit arrivé à sa période d'état. Suivant A. Fournier, le chancre, à son complet développement, peut se présenter sous deux formes : d'abord comme une lésion érosive ou plus souvent ulcéreuse, ensuite sous l'aspect d'une lésion croûteuse et ulcéreuse. Il ressemble assez bien alors à une pustule d'ecthyma à la période croûteuse de son évolution. Suivant le même auteur, ces deux formes ne se rencontrent pas indistinctement. La première se rencontrerait particulièrement chez la malade qui allaite, la succion empêchant naturellement la formation de toute espèce de croûtes, tandis que la dernière se voit chez celles qui, depuis un certain temps, ont cessé de donner le sein. On voit que la médecine légale pourrait dans certains cas tirer profit de ces données; telle est également l'opinion de Rollet.

Nous observons cependant en ce moment dans le service de M. Alfred Fournier, à Lourcine, salle Saint-Alexis, n° 4, une jeune femme de 18 ans, non nourrice, qui présente sur le sein gauche un vaste chancre induré, qui a envahi non-seulement le mamelon et l'aréole, mais une partie du sein, au point que ce chancre présente une dimension un peu plus grande que celle d'une pièce de cinq francs en argent. Ce chancre offre au toucher une sensation parcheminée ; sa surface est bourgeonnante, d'un rouge sombre, sans bords, en sorte que sa circonférence se continue de plain-pied avec la peau du sein. Cette plaie présente l'aspect d'un cancroïde, mais n'est que très-peu sanguinolente, et le sein ne présente aucune induration. Les ganglions axillaires sont tous indurés, et légèrement douloureux. Les accidents secondaires de la syphilis viennent d'apparaître, le corps est couvert de roséole, la gorge est rouge, sans syphilides; mais il y a des syphilides érosives, commençantes, à la vulve et à l'anus.

On voit par cette observation que même chez les non-nourrices la croûte n'est pas constante. Et nous avons l'explication par la malade même, qui avoue qu'un de ses amants a l'habitude de lui caresser avec ses lèvres les bouts du sein. (Voyez observation médicale, n° II.)

Lorsque le chancre mammaire est recouvert d'une croûte, lorsqu'il présente ce que Fournier appelle la forme ecthymateuse, cette croûte est brunâtre, d'épaisseur variable et d'une étendue qui est en rapport avec celle de l'ulcération qu'elle recouvre. Généralement la largeur du chancre cutané ne dépasse guère celle d'une pièce de cinquante centimes; cependant on peut en voir de beaucoup plus larges. Lorsque la croûte se détache, elle laisse à nu une solution de continuité analogue à celle des chancres ordinaires. D'après A. Fournier, qui a donné une excellente description de la lésion que nous étudions, l'étendue du chancre mammaire est assez peu considérable, puisqu'elle ne dépasserait que rarement, comme nous l'avons dit, la largeur d'une pièce de cinquante centimes. Souvent, et il est bien nécessaire de se souvenir de ce fait, il est constitué par une petite érosion longitudinale en forme de fissure, de crevasse, ne mesurant en largeur que quelques millimètres.

Cependant on peut le voir acquérir exceptionnellement une étendue bien plus considérable, ulcérer la totalité de l'aréole, et entraîner la destruction complète du mamelon. Il peut même dans certains cas encadrer tout le bout du sein, formant autour de lui une sorte de couronne croûteuse ou ulcérée. Cette forme correspond à la variété plate et parcheminée du chancre, qui, par sa physionomie générale, rappellerait la variété papulo-érosive, c'est-à-dire qu'il consisterait surtout en une saillie papuleuse excoriée. Quant au reste de ses caractères, ce sont ceux de l'ulcère syphilitique primitif ordinaire. Le fond offre une teinte rougeâtre; il est lisse, égal, comme verni; son contour se continue directement avec les tissus voisins. D'après Rollet, il ne serait pas rare de voir le chancre de la mamelle se transformer *in situ* en syphilide. A la cicatrisation de l'ulcère succède une tache d'un rouge sombre, qui plus tard prend une coloration bronzée, puis brunâtre, pour s'effacer ultérieurement, et ne plus laisser aucune trace.

Outre cette pigmentation particulière de l'épiderme, on voit persister plus ou moins longtemps après l'accident une modification dans la consistance des tissus sur lesquels il a siégé, modification caractéristique qui mérite en conséquence de nous arrêter un instant.

Pendant la période d'état, l'ulcère spécifique siége sur une base *indurée* très-manifeste ; le sein est une des régions de l'économie où ce syndrome de l'ulcération spécifique se montre le plus nettement. Parfois l'*induration* se présente sous la forme classique de la sensation de pois cassé encastré dans les tissus, et il est nécessaire de bien rappeler l'élasticité cancroïde de l'induration ; ou bien elle est plus superficielle, étalée en plaque en quelque sorte, et simulant une lamelle peu épaisse, qu'en raison de sa consistance et de sa minceur on a comparée à du parchemin.

Pour percevoir et apprécier avec exactitude cette induration, il est nécessaire, comme le fait remarquer A. Fournier, de ne rechercher la consistance du tégument qu'à l'aide d'explorations pratiquées parallèlement aux téguments, dans la direction du plan du chancre ou de la cicatrice qui lui a succédé. Il est bon, dans les cas où l'on soupçonne que l'induration est réduite à son minimum d'étendue, de faire rouler entre les doigts, comme le conseille l'auteur que nous venons de citer, un pli des téguments sur lesquels siégeait l'ulcère.

L'induration persisterait un laps de temps proportionnel à celui qu'a demandé l'évolution du néoplasme, quelques semaines en moyenne, parfois plusieurs mois. Une nourrice, citée par Fournier (*loc. cit.*, p. 160), qui avait contracté un chancre du sein au mois de février, portait encore au mois de juin, c'est-à-dire cinq mois environ après le début de l'accident primitif, la trace non douteuse de son existence.

Nous insistons sur le caractère de l'induration qui persiste après la guérison du chancre; parce que la constatation de ce signe peut avoir la plus grande importance quand il s'agit d'établir un diagnostic rétrospectif. La plupart des femmes qui ont été contaminées par le sein ne se présentent guère à l'observation qu'à l'époque des accidents secondaires, et très-souvent même à propos de ces seuls accidents; or, on conçoit tout le prix qu'il faudrait attacher dans ces cas à l'existence non douteuse d'une induration présentant les caractères que nous venons de décrire, laquelle aurait succédé à la guérison d'une petite plaie passée souvent presque inaperçue, si surtout en même temps que l'induration et coexistant avec elle, on rencontrait une adénopathie axillaire multiple et indolente, comme celle dont il nous reste à parler actuellement.

De même que lors d'un chancre induré des organes génitaux, les ganglions de l'aine se prennent, s'indurent, et tout en restant mobiles et distincts, constituent cette *pléiade ganglionnaire* sur laquelle ont tant insisté tous les auteurs, l'ulcère primitif, lorsqu'il vient à siéger à la mamelle, s'accompagne constamment d'*adénite axillaire.* Tous les syphiliographes qui se sont occupés de la transmission de la syphilis du nouveau-né à un nourrisson ont mentionné cette *adénopathie.* « Rien n'est plus commun, dit Diday (*loc. cit.*, p. 293), que de voir chez les nourrices infectées par le sein, les glandes lymphatiques de l'aisselle correspondante s'engorger; la plupart des observations que j'ai vérifiées m'en ont offert un exemple. » Ainsi, les glandes de l'aisselle s'engorgent: elles forment des grosseurs mobiles presque toujours, qu'il faut rechercher, non-seulement dans l'aisselle, mais encore au-dessous du grand pectoral, où on les rencontre quelquefois.

Nous avons dit que l'indolence est un des caractères principaux des adénites qui succèdent au chancre induré. Cependant parfois on peut le voir s'enflammer; mais, quoi qu'en ait dit Diday, ces inflammations et la suppuration qui peut les suivre, sont des phénomènes tout exceptionnels. Cet auteur, en effet, à la suite de la citation que nous venons de faire, restreint d'une façon malheureuse, suivant nous, le sens de la première affirmation. « Cela signifierait-il, en effet, que la lésion dont dépendent les engorgements soit un chancre primitif? Pas le moins du monde; s'il en était ainsi, si les tuméfactions glandulaires offraient les mêmes conditions pathogéniques que les bubons produits par le chancre primitif, elles devraient suppurer quelquefois. » Certainement, l'adénopathie axillaire syphilitique est indolente dans l'immense majorité des cas, mais la théorie enseigne et la pratique démontre qu'il suffit d'une irritation relativement un peu vive pour faire entrer en suppuration une partie modifiée déjà par un travail inflammatoire chronique antérieur. Du reste, il existerait quelques cas où la suppuration se serait développée dans de semblables circonstances. Rollet prétend que Hunter en aurait cité un cas.

Pour ce qui est des adénopathies des autres régions, Ricord (*loc. cit.*) dit, explicitement il est vrai, que par lui-même le bubon symptomatique du chancre infectant ne suppure jamais ; mais toute son idée consiste à prétendre que par lui-même seul le pus du chancre infectant ne pouvait jamais, par son passage dans les ganglions, déterminer une irritation assez vive pour donner naissance à une inflammation suppurative. Et, en effet, il ajoute : « En voulez-vous une preuve convaincante (que le bubon du chancre infectant ne suppure jamais par lui-même)? Interrogez le pus qu'il fournit dans de très-rares circonstances où vous le verrez arriver à suppuration, et jamais vous n'obtiendrez par l'inoculation artificielle la pustule caractéristique du chancre » (*Leçons sur le chancre*, p. 160). On voit donc que la restriction de M. Diday n'a pas l'importance qu'il lui attribue, et que, si l'indolence est vraiment un caractère excellent de l'adénopathie syphilitique, cependant il ne faudrait pas conclure à la non-spécificité d'une adénite, qui, sous l'influence de certaines causes, viendrait à suppurer.

Pour résumer cet exposé un peu long, nous dirons donc que le chancre mammaire, celui que détermine le plus souvent l'allaitement, se développe sur le mamelon et l'aréole. Très-exceptionnellement, on le voit naître sur la peau de la mamelle; lorsqu'il est ainsi cutané, mais situé à peu de distance de l'aréole, il résulterait surtout de l'inoculation du jetage du coryza syphilitique (Roger); lorsqu'il siége vers la base du sein, l'origine en devient suspecte. Il présente à la mamelle les mêmes caractère que dans les autres régions; on l'y rencontre souvent sous forme de fissures, de crevasses, que les nourrices, et même des personnes de l'art, à un examen superficiel, peuvent confondre avec les crevasses et fissures que la succion détermine si souvent dans ces régions. Enfin, à la guérison de l'ulcère, il reste une *macule* reposant sur une base indurée; le tout est accompagné d'un engorgement des ganglions de l'aisselle, qui est aussi constant là qu'ailleurs, et dont la présence et les caractères devront être bien décrits dans tout examen médico-légal.

La mamelle peut, comme toutes les autres régions du corps, devenir le siége d'*accidents secondaires* très-divers. Il est bien certain que toutes les formes d'exanthèmes cutanés qu'on voit se manifester sur la peau des autres régions du corps peuvent également se montrer ici. Les divers érythèmes, la roséole, les affections papuleuses, pustuleuses, tuberculeuses, etc., n'offrent ici absolument rien de particulier qu'elles ne présentent ailleurs. La structure particulière de l'aréole et du mamelon, la finesse toute spéciale de leur tégument, les rendent plus propres, il est vrai, que les autres régions du tégument externe à devenir le siége des syphilides. Celles-ci, en effet, peuvent affecter l'aréole et le mamelon, mais la statistique démontre que ce sont là certainement les derniers endroits qu'envahissent ces syphilides. Celles qu'on y rencontre le plus fréquemment dérivent directement du chancre induré, et sont formées sur place, directement par la transformation *in situ* de l'ulcération primitive en syphilide papulo-croûteuse. Ce fait, comme on le voit, peut offrir encore une certaine utilité dans des cas de diagnostic douteux et de coexistence de syphilides et d'une adénopathie axillaire.

CHAPITRE III.

APPLICATIONS MÉDICO-LÉGALES.

Nous venons de voir quels sont les accidents qui caractérisent l'évolution de la syphilis infantile; nous avons insisté également sur les manifestations spécifiques dont le sein de la femme peut être le siége, et notamment sur les modifications de forme que ce siége leur imprime. Nous allons rechercher actuellement quelles données tire de cette étude la question médico-légale.

Le médecin n'a point à rechercher, et encore bien moins à décider, si telle ou telle revendication est juste, mais le principe de cette revendication étant considéré comme fondé, c'est à lui qu'incombe, dans le cas qui fait le sujet de ce travail, de consacrer scientifiquement la justesse des assertions sur lesquelles est fondée la demande judiciaire; ce sera donc des décisions contenues dans son rapport que dépendra le sort des parties en cause.

Il est facile de prévoir, en même temps que l'importance du rôle qu'il est appelé à jouer, les difficultés que souvent il aura à surmonter. Il n'est pas toujours facile d'établir un diagnostic précis, ni de saisir parfaitement la filiation des phénomènes dont on ne voit plus que les traces. Ces difficultés, avec lesquelles le meilleur expert se trouve aux prises, nous ont fait entreprendre ce troisième chapitre. Nous avons pensé que les données purement scientifiques ne peuvent suffire, mais qu'il est indispensable qu'ici, comme ailleurs, elles soient fécondées aux sources pures de la pratique, pour devenir véritablement utiles.

Nous nous occuperons donc ici du diagnostic médico-légal, non pas tel qu'on peut le concevoir, mais tel que dans des cas déterminés des praticiens d'un haut mérite ont cru devoir l'établir. Cette partie nous sera fournie par les observations nombreuses que nous avons compulsées, et particulièrement par l'analyse de faits que renferme, avec une si grande abondance, le livre remarquable de M. le professeur Tardieu.

Et d'abord, dans les documents de transmission de la syphilis par l'allaitement que nous avons eu à consulter, nous avons trouvé que c'est du nourrisson que vient l'infection. Dans l'immense majorité des cas, c'est un enfant syphilitique qui a inoculé directement l'affection vénérienne au mamelon de sa nourrice.

Dans quelques cas assez peu nombreux, la nourrice, ainsi préalablement infectée, a pu secondairement communiquer l'affection vénérienne à d'autres enfants confiés à ses soins, alors que le premier auteur du mal avait succombé, ou que pour divers motifs on avait dû cesser l'allaitement.

Enfin, tout à fait exceptionnellement, on a vu des nourrices contaminées par une autre voie que le sein; nous aurons à rapporter un exemple remarquable de ce genre.

Avant de procéder à l'examen des personnes, ou après s'être livré à cet examen, il est souvent indispensable que l'expert procède à une véritable enquête pour saisir pleinement la filiation des phénomènes dont il ne voit plus que la trace. Souvent même il doit se livrer à une instruction véritable, qui réclame de lui à la fois la plus grande prudence et le tact le plus délicat. C'est lorsque, comme nous en rapporterons un exemple, il doit à travers toute une série de nourrissons, dont plusieurs ont disparu, rechercher le véritable auteur de l'affection. Dans ces sortes de recherches rétrospectives, on a trop souvent à lutter contre la mauvaise foi de certaines personnes, contre l'ignorance de la plupart. Nous allons, pour faire savoir facilement notre pensée, donner la relation succincte et abrégée de cas dans lesquels l'expert eut à lutter avec de semblables difficultés.

Dans le premier fait que donne M. le professeur Tardieu (*Etude sur les maladies provoquées ou communiquées*, 1864, p. 45), il est question d'un enfant qui, aussitôt sa naissance arrivée le 21 avril 1857, fut remis à une première nourrice, laquelle constata, ainsi que cela résulte de ses déclarations que, trois semaines après sa naissance, l'enfant avait présenté dans la bouche, et jusque dans la gorge, de petites plaies, et qu'en outre, sur les aines et dans les régions interfessières, il avait des boutons rouges, puis blancs, qui s'élargissaient et suppuraient. Le père de l'enfant, médecin, lui avait fourni dès cette époque divers médicaments dont la nourrice ne peut indiquer la composition.

Pour des causes que ne mentionne pas le rapport, l'enfant fut retiré de chez cette première nourrice, et confié à une autre femme qui, en le recevant, constata parfaitement que l'enfant avait du mal au nez, des boutons, mal au derrière et aux jarrets. Il fut établi de plus que le père envoyait des médicaments, dont l'un d'eux consistait en une liqueur blanche, dont l'enfant prenait une cuillerée dans du lait.

Quatre mois se passèrent sans que la nourrice se plaignît d'aucun accident, lorsque, vers la fin d'octobre 1857, elle vit paraître au sein gauche, à la base du mamelon, un premier bouton. C'est alors que celle-ci fit voir son nourrisson à un médecin, lequel constata des taches et des plaques cuivrées sur tout le corps, notamment aux parties génitales, où il vit de plus des pustules à demi-cicatrisées, provenant de plaques muqueuses. Il reconnut une affection syphilitique déjà ancienne, et en avertit la nourrice. Bref, la nourrice, appelée à Paris par les parents auxquels elle avait écrit l'état de l'enfant, fut traitée par le père de l'enfant d'abord, plus tard présentée au Dr Ricord, qui prescrivit une solution reconnue contenir du deutochlorure de mercure. Sur ces entrefaites naissait, aux époux parents de l'enfant infecté, un second enfant qui succombait au bout de deux mois et demi, à une affection dite diarrhée cholériforme, mais sur laquelle on n'a pas eu de renseignements précis.

L'affection syphilitique continua sa marche chez la nourrice, qui, outre le mal du sein gauche, eut des ulcérations dans la gorge, dans la bouche, aux gencives, des engorgements au cou et dans les aisselles, des taches dans les mains, et perdit ses cheveux

Tel était l'état des choses, quand, à la suite d'une demandc en dommages-intérêts, des experts furent invités à donner leur avis sur l'affection dont la nourrice était atteinte et sur son origine probable.

Cette femme portait encore cruellement les marques de la maladie syphilitique dont elle n'était qu'incomplètement guéric. Au sein gauche existait un engorgement ganglionnaire, tandis que du côté des organes sexuels on ne trouvait ni cicatrice, ni engorgement des ganglions. Quant à l'enfant, à cette époque, son état de santé était satisfaisant, et sa constitution ne paraissait plus se ressentir de l'affection dont il avait été atteint dans les premiers jours de son enfance. Il était impossible de retrouver des traces suffisamment caractéristiques des boutons et des taches dont il avait été affecté.

On voit que dans ces cas, et en présence des dénégations formelles des parents de l'enfant, les experts durent faire un diagnostic purement rétrospectif. Ici nous citerons, sans les abréger, les termes mêmes du rapport : « En résumé, il est constant que l'enfant X..., très-peu de temps après sa naissance, et alors qu'il était allaité par une autre nourrice que la femme D...., a été atteint par une maladie caractérisée par une éruption toute spéciale, dans laquelle il n'est pas possible de ne pas reconnaître les plaques muqueuses, signe essentiel de la syphilis congénitale ou héréditaire. Il n'est pas moins clairement établi que la femme D...., qui avait pu, pendant près de quatre mois, comme la première nourrice pendant trois semaines, allaiter, sans inconvénient pour sa santé, l'enfant malade des époux X...., s'est vue affectée à son tour d'un mal qui s'est étendu du mamelon à l'aisselle, déterminant une infection générale de sa constitution, se manifestant par des taches à la peau, des ulcérations dans la gorge, des engorgements ganglionnaires, la chute des cheveux, symptômes évidents de la syphilis constitutionnelle. Si l'on cherche quel lien peut rattacher la maladie de la femme D... à celle de son nourrisson, on ne peut s'empêcher de remarquer que cette femme était certainement saine, au moins quant à une affection vénérienne, lorsqu'elle a commencé à nourrir l'enfant X...., qui lui, au contraire, était malade. L'origine et le point de départ de la maladie de la nourrice ont été parfaitement constatés au commencement du mois de novembre, par l'observation directe du Dr N.... Et l'examen auquel nous avons nous-même soumis cette femme nous a démontré que, chez elle, la marche et le siége du mal, attestaient qu'il ne lui avait pas été inoculé par la voie ordinaire, mais bien par le mamelon. Il n'y a pas à s'étonner qu'elle ait échappé à la contagion pendant quatre mois; celle-ci, en effet, n'est ni absolument nécessaire, ni inévitable; il n'est pas non plus extraordinaire que l'enfant de la femme D... ait pu continuer à être allaité par elle sans contracter la maladie, le lait d'une femme syphilitique ne présentant dans aucun cas des propriétés contagieuses. Dans le cas particulier qui nous est soumis, une preuve nouvelle de la maladie qu'a offerte l'enfant X...., et de la transmission qui s'est opérée de lui à sa nourrice, ressort du traitement qu'avait prescrit, dès le principe, le sieur X... à son enfant, et de celui qu'il a plus tard fait suivre à la femme D...., après l'avis donné par le Dr N...., est la consultation donnée par le Dr Ricord. Il est impossible d'accepter les explications du sieur X...., qui n'aurait pu dans aucun cas, et même en supposant les idées les plus contraires à une saine pratique de l'art, faire prendre à un enfant âgé de quelques semaines un médicament aussi énergique que l'iodure de potassium, et à la nourrice de son enfant une substance aussi dangereuse que le sublimé corrosif, si pour l'un et pour l'autre il n'avait eu en vue de combattre la syphilis. »

Cet exemple met parfaitement en relief les difficultés auxquelles on peut se heurter. Il fait voir de plus comment il est possible, au moyen de l'examen des faits et des déclarations de tiers, d'arriver à une certitude qui ne laisse aucune place au doute.

Dans un second fait, ce fut encore un diagnostic rétrospectif qui dut être porté, l'enfant ayant succombé aux atteintes du mal. Nous allons très-succinctement le rappeler : Un enfant né le 21 juillet 1854, dans des conditions de santé et de force en apparence très-bonnes, fut confié à une nourrice qui l'éleva d'abord au biberon. Au bout de très-peu de temps, il fut pris d'un dérangement des organes digestifs, et se mit à dépérir. La nécessité de l'allaitement fut reconnue, et il fut confié alors à une nourrice, la fille L... Il se remit de sa première indisposition; mais un mois plus tard il commença à présenter des accidents consistant en une éruption boutonneuse autour des fesses et sur les cuisses, un mal autour des doigts, et des ulcérations aux lèvres et à la bouche. Quelques jours après l'apparition de ces accidents, l'enfant fut changé de nourrice et confié à une femme D... Un médecin, appelé à ce moment, constata qu'il existait sur les fesses, les cuisses et les mollets, des pustules violacées, à base d'un rouge cuivreux, avec destruction par place de l'épiderme, et rougeur noirâtre du derme, des bulles, des croûtes, et enfin des plaques muqueuses en partie ulcérées à l'anus et aux aines; une suppuration à la racine des ongles ; des ulcérations aux lèvres et à la bouche; un écoulement purulent et sanieux par les narines ; l'enfant succomba au bout de peu de temps.

Les deux nourrices furent prises d'accidents syphilitiques non douteux. L'une d'elles actionna les parents, et ce fut à son propos que les experts eurent à décider de la nature de l'affection qu'elle portait, et de son origine probable. On conçoit que la consultation si détaillée des médecins qui examinèrent l'enfant au moment où il fut confié à la seconde nourrice, ainsi que la constatation de ce fait que la première nourrice jouissait d'une excellente santé au moment où elle commença l'allaitement, facilitèrent beaucoup la tâche des experts. Aussi croyons-nous inutile d'exposer les considérations, fort remarquables du reste, dans lesquelles entrèrent ces derniers sur la façon dont les accidents étaient survenus, et avaient progressé chez la nourrice, ainsi que sur la signification de ces accidents.

Un fait à signaler cependant. On constata l'existence de plaques muqueuses aux parties sexuelles, mais il put être établi que ces parties ne furent prises que très-tardivement, et après un intervalle de plus de six mois.

Nous ne citerons pas un plus grand nombre

d'exemples où l'examen rétrospectif ait joué un grand rôle. Les quelques faits que nous venons de citer font voir de quelle importance sont les renseignements que peut recueillir l'expert, quelle que soit la source d'où ils viennent.

— Quant à la façon dont l'affection syphilitique se transmet, ainsi qu'en font foi les nombreuses observations que nous avons compulsées, *c'est toujours le sein qui sert de porte d'entrée*. Tout à fait exceptionnellement, c'est par une autre voie que le virus a été introduit. Ainsi qu'il ressort des descriptions médico-légales et de la marche des accidents, c'est toujours par un chancre induré véritable que débute l'affection syphilitique, chancre accompagné d'adénopathie axiliaire indolente, bientôt suivi de déterminations pathologiques, normales en quelque sorte de la syphilis. C'est sous forme de gerçures que se montre d'abord l'ulcération qui va constituer le chancre induré ; ou mieux, c'est par ces solutions de continuité superficielles que souvent se fait l'infection. Dans tous les cas, nous trouvons souvent signalé qu'à un premier examen, par exemple, le médecin constate l'existence d'une simple gerçure qui plus tard, souvent au bout de fort peu de temps, prenait les caractères du véritable chancre induré. Nous pourrions citer de nombreux exemples de ce genre ; qu'il nous suffise d'insister sur certaines parties de quelques rapports sur cette question.

Dans un rapport dont nous avons déjà parlé, il est dit que la dernière nourrice se plaignait, le 6 novembre, jour où elle se séparait de son nourrisson, d'avoir au sein gauche une crevasse, qui sans doute avait paru depuis quelques jours au moins. Dix jours plus tard, continue le rapport, il en existait aux deux seins, et le médecin, qui les constatait, notait en même temps que la bouche et la gorge étaient exemptes de toute lésion. Le 16 novembre, ce médecin, renouvelant cet examen avec son confrère, trouvait à chacun des seins un ulcère de plusieurs centimètres, à bords taillés à pic, à fond grisâtre, et les ganglions de l'aisselle durs et tuméfiés. Le 10 décembre les ulcères des seins s'étaient agrandis et avaient pris l'aspect d'ulcères phagédéniques (*loco citato*).

Dans un autre cas de M. le Dr Barillier, médecin de l'hôpital des enfants de Bordeaux, cas que nous ne pouvons transcrire en entier, il est rapporté qu'une fille mère, pour obliger une de ses compagnes qui avait des gerçures au sein la faisant cruellement souffrir, donna à têter à plusieurs reprises au nourrisson de cette dernière. L'enfant avait des ulcérations dans la bouche à ce moment, et la nourrice quelques gerçures légères légères au sein. Au bout de quelques jours ces gerçures s'agrandirent, prirent un caractère fâcheux, et ne tardèrent pas à devenir de véritables ulcérations que ne purent arrêter aucun traitement. En même temps se développèrent au sein les accidents qui caractérisent la syphilis secondaire.

Dans une observation publiée par M. le Dr Viennois, et rapportée également par M. le professeur Tardieu, il est dit qu'une femme C..., âgée de 40 ans, mère de cinq enfants tous bien portants, prit, le 20 décembre 1859, un nourrisson, qui, le 28 du même mois, eut une éruption générale pustuleuse sur tout le corps, puis plaques muqueuses à l'anus, à la bouche. Le 21 janvier 1860, la nourrice voit venir au bout du sein gauche une ulcération, cette ulcération s'étend. Le 20 février, un mois après, cette ulcération arrondie a trois centimètres de diamètre, les bords sont renversés, le fond est au niveau des bords, l'induration est on ne peut plus manifeste; adénite axillaire à gauche, indolente, grosse comme une noix; rien du côté opposé; 5 mars, éruption papuleuse générale.

Une autre fois, quinze jours après la mort de l'enfant qu'elle allaitait, une nourrice vit survenir sur le mamelon gauche une ulcération légère qui s'étendit d'abord sans creuser; les bords ne s'étaient pas décollés, mais se continuaient avec le fond. Si on les pressait entre les doigts, on sentait une dureté élastique, l'ulcération ne dépassant pas un centimètre et demi de diamètre. L'adénite axillaire était manifeste du côté malade; il y avait même un ganglion engorgé sous le grand pectoral.

Dans plusieurs rapports, on insiste sur l'état d'intégrité des organes génitaux externes ainsi que des ganglions du pli de l'aine. Il y a là un élément de diagnostic très-précieux, en effet, sur le mode de début de l'infection vénérienne. Dans quelques cas, on trouve mentionnée l'existence de plaques muqueuses à la vulve. Il n'y a là rien d'étonnant ; aussi ne faudrait-il pas conclure de la présence de ces lésions que l'accident primitif avait pour siége l'endroit où on les rencontre. Il y a lieu, dans le cas de ce genre, de se renseigner avec exactitude sur la date d'apparition relative des accidents mammaires et des accidents vulvaires. De plus les traces de l'affection du sein ne pourraient pas laisser prise au doute ; car à cette époque la cicatrice de l'accident primitif serait très-visible, et l'adénopathie persisterait.

Nous ne citerons qu'un fait où la syphilis ait été transmise par un nourrisson à sa nourrice par la bouche ; dans ce cas de chancre de l'amygdale, l'enfant était élevé au petit pot ; ce qui explique la voie suivie par la contagion. Nous donnons in extenso, dans les observations recueillies à la fin de notre travail ce fait remarquable par sa rareté. (*Voyez plus loin, obs. III.*) Les amygdales, par leur situation même, sont peu exposées au contact du virus syphilitique ; l'accident primitif de la syphilis s'y rencontre donc très-rarement. Sur un relevé de 202 chancres de siéges variés, Melchior Robert n'en signale aucun sur les tonsilles, et sur 471 chancres appartenant à diverses régions, M. Alfred Fournier n'indique aucun chancre amygdalien, et sur 77 chancres buccaux, le même éminent professeur ne signale qu'un seul chancre de l'amygdale. Aussi ne doit-on pas s'étonner si son existence a été longtemps mise en doute par les praticiens les plus autorisés : Roux, Velpeau, Gibert en nièrent l'existence. Ce n'est que depuis les études de M. Diday (1861-1862), qui en a vu 4 cas, que le chancre amygdalien a une place définitivement fixée dans l'histoire de la syphilis.

—Il existe évidemment d'autres voies par lesquelles le virus vénérien peut être transmis à une nourrice, mais ces cas sont vraisemblablement fort exceptionnels, car nous n'avons pu en découvrir qui soient devenus le point de départ d'actions devant les tribunaux. Comme notre intention est bien moins de faire une histoire complète des modes de transmission possibles de la syphilis de nourrisson à nourrice, et réciproquement, que d'étudier surtout ce qui se présente journellement et s'est présenté nombre de fois, nous n'insisterons pas davantage sur ce sujet.

Relevons actuellement l'état dans lequel les cas se sont présentés aux experts suivant la relation qu'ils en ont faite.

— Il est arrivé que l'enfant ayant succombé à l'époque des poursuites, le corps du délit avait en quelque sorte disparu. Les accidents observés ont alors une grande valeur. Il est certains signes dont s'aperçoivent les gens les moins attentifs. De ce nombre est le coryza, sur l'importance diagnostique duquel nous avons suffisamment insisté dans une autre partie de ce travail. Cet écoulement muco-purulent, qui excorie la peau avec laquelle elle se trouve en contact, cette difficulté à respirer, ne passent presque jamais inaperçus. Dans le deuxième fait relaté dans l'ouvrage de M. le professeur Tardieu, et que nous avons déjà en partie cité, une des nourrices ayant allaité l'enfant, dit qu'au moment où elle l'avait reçu, l'enfant était couvert de farcins rouges, et avait en outre une rifflette, ou écoulement d'humeur par le nez ; dans ce cas, l'enfant avait succombé ; il devenait donc indispensable de porter un diagnostic rétrospectif.

Un cas dans lequel il fallut une grande habileté de la part des experts, fut celui que nous avons résumé en premier lieu. Dans ce cas, l'enfant, cause première des accidents qui avaient frappé la nourrice, à la suite d'un traitement convenable avait guéri, et était dans un état de santé satisfaisant. Les accidents dont il avait souffert n'avaient laissé aucune trace suffisamment caractéristique. L'expert fut donc obligé de reconstruire l'affection au moyen des renseignements qui lui furent fournis ; ce furent les témoignages des diverses personnes qui permirent de découvrir la vérité.

— A part ces divers cas, lorsque l'enfant, porteur des accidents suspects, est en présence du médecin légiste, ce dernier n'a plus qu'à faire un véritable diagnostic médical. Nous ne pouvons revenir sur les caractères de la syphilis congénitale à ses divers degrés d'évolution. Mais nous pouvons ajouter cependant que dans les matériaux nombreux que nous avons compulsés, nous n'avons pas vu que le médecin légiste eût été fort embarrassé d'établir la véritable nature du mal. Nous ne voyons, en effet, dans aucun rapport, qu'il ait été fait des réserves relativement au diagnostic de la nature des lésions. Ce fait, assez intéressant en lui-même, démontre, ou que le hasard a servi véritablement les auteurs de ces rapports en les mettant en présence de cas d'une grande simplicité, ou bien encore que si des doutes sérieux ont pu s'élever, on n'a pas donné suite à l'affaire.

Il existe un fait dans le livre de M. le professeur Tardieu dans lequel, à la suite de constatations de l'expert, une femme se disant infectée par un nourrisson a été déboutée de sa demande. Nous reproduisons ici cette observation en son entier en raison de l'intérêt qui s'y attache (*loco citato*, p. 55) : — « La femme S... intente une action en dommages-intérêts contre les époux B..., un an après qu'elle a cessé d'allaiter son enfant par qui elle dit avoir été infectée de la syphilis.

« Le 14 mai 1858, j'ai été chargé de procéder à la visite de l'enfant D..., âgé de quatorze mois. Donné dès sa naissance à la femme S..., bien portant, né de parents se disant eux-mêmes bien portants, il est resté quatre semaines chez la femme S... Il y est tombé malade au bout de quelques jours (huit à neuf). Il ne voulait pas prendre le sein; on l'a repris après un mois; il avait du dévoiement, le derrière rouge; pas de boutons, de la rougeur aux jambes et aux talons; son nez ne coulait pas; il était amaigri; on n'a rien remarqué dans la bouche. La femme M... l'a pris tout de suite après. Il a été près de deux mois à se remettre; on le croyait moribond; il n'a rien eu depuis; il a quatre dents, deux incisives en haut et deux en bas; il est vigoureux, frais et bien portant; il est blond et commence à marcher.

« Les seins de la nourrice ne présentent absolument rien à noter, pas de cicatrice, et sont, de tous points, d'une belle apparence. La première nourrice était accouchée depuis un mois. Son enfant est mort depuis trois mois environ, le 24 février 1858. Quand madame D... a retiré son enfant, elle a vu que celui de la femme S... avait du mal dans la bouche et était malade. Un certificat du Dr M...., du 12 juillet 1857, constata que le 30 mai 1857, la nourrice S... avait des pustules muqueuses sur les seins; il ne mentionne pas l'état des parties sexuelles. Un second certificat, du Dr H..., constatant la visite de la dame S..., à la date du 19 avril 1857, dit avoir reconnu le muguet sur les seins, suivi d'abcès ouverts, le 21 mars. M. H... renouvelle, le 15 juin, l'assurance qu'il n'avait pas constaté le moindre signe de vérole.

« En résumé, je conclus que :

1° L'enfant est très-bien constitué et offre toutes les apparences de la plus florissante santé, rien n'autorise à penser qu'il ait jamais été atteint d'une affection syphilitique ;

« 2° S'il est constant que la femme S... a été malade à l'époque où elle allaitait l'enfant des époux D..., et qu'elle a été affectée d'un mal aux seins, il n'est nullement démontré que ce mal fût de nature syphilitique, et quand bien même il eût offert ce caractère, il ne serait pas permis de l'attribuer à la contagion du nourrisson à la nourrice, par le double motif que le premier ne paraît pas avoir jamais été atteint de syphilis, et que la seconde pouvait fort bien, eu égard à l'époque où le second médecin a cru reconnaître, chez elle, les traces de cette maladie, l'avoir contractée à une autre source et d'une autre manière que par l'allaitement. »

On voit ici que le diagnostic négatif a dû être fait rétrospectivement. Pour tout médecin versé dans la connaissance des maladies de l'enfance, il est facile de reconnaître, dans ce dévoiement, cette rougeur des fesses, des jambes et des talons, une des entérites fréquentes dans le jeune âge, souvent fort graves, mais qui ne présente rien de spécifique.

Il existe des cas où des nourrissons ont été infectés par le sein de leur nourrice. On peut affirmer que, dans l'immense majorité, les nourrices avaient été préalablement inoculées par un précédent nourrisson. Nous avons vu combien est rare le développement de l'accident primitif de la vérole sur le sein en dehors de l'allaitement. Nous ne pourrions nier qu'il n'existe des faits où une femme, contaminée directement dans cette région, ait transmis l'affection qu'elle portait; mais nous pouvons affimer leur rareté. Il n'existe du reste, à notre connaissance, aucun fait de ce genre ayant donné lieu à une réclamation devant la justice.

Parfois, les experts ont eu à s'enquérir de la santé du mari. Dans plusieurs observations, du reste, il est dit que le mari contracta la syphilis par l'intermédiaire de sa femme; dans d'autres cas, le mari a cohabité avec sa femme sans que sa santé en fût atteinte. Ces deux ordres de faits sont en rapport évident avec l'évolution de la syphilis chez les divers sujets. Nous avons dit plus haut que, parmi les femmes soumises à l'examen médico-légal, les unes avaient présenté des plaques muqueuses de la vulve, tandis que chez d'autres, au contraire, cette partie du corps était absolument saine. Nous avons ajouté même qu'il n'y avait, en dehors de l'examen des seins, aucune induction à tirer de ces résultats sur la façon probable dont l'infection avait envahi l'économie. Il en est de même de l'examen des maris qui ne peut prouver grand'chose, soit qu'ils soient restés indemnes, soit qu'ils aient été eux mêmes contaminés. Ajoutons que les tribunaux hésitent à ordonner un examen toujours désagréable pour celui qui en est l'objet, comme cela est arrivé dans le cas qui fait l'objet de notre observation 1. — Il n'y a d'embarrassant que le cas auquel on constaterait, par exemple, des manifestations appartenant à la période secondaire chez le mari, tandis que la femme présenterait, de son côté, des accidents primitifs, en quelque siége qu'ils fussent d'ailleurs situés. Et encore, pour qu'il y ait de sérieuses difficultés, faudrait-il que le nourrisson incriminé eût disparu. La période relative des accidents, chez les divers individus, ne pourrait manquer de fournir d'excellents renseignements. Cependant, on conçoit des cas où il doit exister des difficultés de diagnostic presque insurmontables.

J'omets à dessein les faits dans lesquels un ou plusieurs enfants auraient été infectés par la nourrice. J'ai dit, plus haut, la façon dont le plus communément se produisent ces accidents, et de plus, que j'ignorais que ces cas eussent donné lieu à des poursuites judiciaires. Il va de soi qu'ici c'est l'accident primitif qui se montrerait alors chez l'enfant; que, de plus, cet accident primitif aurait un siége et des caractères qui pourraient beaucoup aider à en déterminer la nature. On ne tarderait pas, de plus, à voir se succéder les diverses lésions de la syphilis secondaire telles qu'on les observe chez l'adulte. Or, on sait qu'il existe des différences réelles entre l'évolution de la syphilis congénitale et celle de la syphilis acquise. Nous ne reviendrons pas sur ce sujet que nous avons traité plus haut.

Nous ne croyons pouvoir mieux faire, pour terminer cette partie de notre travail, que de résumer en quelques points les principaux traits de l'étude à laquelle nous venons de nous livrer, tout en simplifiant, à dessein, les objections de détail que l'on pourrait soulever dans un travail d'une étendue plus considérable.

1° Dans le cas de débats judiciaires, à propos de la transmission de la vérole par allaitement, c'est presque constamment la nourrice qui est la partie demanderesse, se plaignant, à tort ou à raison, d'avoir contracté une maladie grave par suite de l'incurie ou du mauvais vouloir des parents de l'enfant, ou même, parfois, du médecin de ces derniers.

2° Les experts, délégués par les tribunaux pour connaître de ces faits, puisent leurs informations à trois sources :

A. — Les commémoratifs, et sous ce titre on doit comprendre toutes les circonstances relatives à l'état de santé de l'enfant, aux accidents dont il a souffert, aux phénomènes qu'il a présentés pendant sa vie s'il a succombé, ou pendant sa maladie s'il a guéri, et ne porte plus de traces suffisantes permettant d'affirmer une origine ou une nature spécifique. On doit aussi comprendre sous ce titre, tous les renseignements précieux qui pourront être obtenus du côté de la nourrice et des personnes qui l'entourent. Il n'est point jusqu'à l'état de moralité relative des parties en cause qui ne doive, dans certains cas, et avec prudence, être pris en considération.

Il va de soi que le rôle du médecin n'a aucun rapport avec celui du juge, chargé d'une instruction ou d'une enquête, et que la façon dont il doit procéder, et les résultats mêmes de ses investigations, ont un caractère tout différent. Nous ne croyons pas pouvoir mieux indiquer la différence existante entre les deux rôles, qu'en disant que le rôle du médecin doit se borner à la constatation des faits, et que les seules déductions qui lui soient permises, ne sont autres que celles que comporte l'application à ces faits des données de la science.

Les exemples que nous avons précédemment rapportés indiquent quelle est l'importance des renseignements que le médecin est appelé à recueillir; ils montrent également quel est le degré de leur utilité. Il est de la dernière importance, du reste, que les déductions que l'on pourra en retirer semblent ressortir d'elles-mêmes de l'exposé des faits. Que si, au contraire, les renseignements étaient assez peu précis et laissaient place au moindre doute, on devrait le noter soigneusement, et insister tout particulièrement sur les assertions contradictoires qui auraient pu se produire. Nous insistons ainsi sur cette partie de la tâche de l'expert, parce que, dans la plupart des rapports médico-légaux que nous avons eus à notre disposition, nous avons vu jouer un rôle considérable aux renseignements divers que ledit expert reçoit, et, de plus aussi, parce que, dans l'exposé même de ces rapports, on pressent les conclusions auxquelles ils aboutissent en effet.

B. — La deuxième source à laquelle le médecin puise les éléments de sa conviction, c'est l'examen de l'enfant. Nous serons bref pour ce qui a trait à cette partie de l'information médico-légale. Nous avons vu déjà que trois cas pouvaient alors se présenter :

a. L'enfant a succombé. — Les renseignements ne peuvent dès lors venir que d'une source différente.

b. L'enfant est guéri des accidents qu'il a présentés à une autre époque, et il ne reste plus de traces suffisantes pour pouvoir asseoir un diagnostic certain, ou tout au moins incontestable. — Nous répétons que, dans ce cas, nous ne nous appuyons que sur des documents existants ; nous ne faisons pas de suppositions, nous nous servons d'observations médico-légales. En se reportant à la première partie de ce travail, il serait facile de voir que certaines manifestations de la syphilis (affections cutanées profondes ou sous-cutanées, lésions de certaines parties du squelette entraînant des déformations ou des lésions permanentes presque caractéristiques), ne guérissent qu'en laissant à leur suite des stigmates indélébiles de leur passage. On conçoit facilement, si le cas se présentait, de quelle importance serait la constatation de ces cicatrices, qui permettrait ainsi un véritable diagnostic rétrospectif. Mais il est facile de concevoir également que, pour des raisons inutiles à exposer, des cas semblables ne doivent se rencontrer que bien exceptionnellement, si tant est qu'ils se soient présentés.

c. Enfin, le corps du délit existe à l'époque de l'instruction. — Il ne s'agit alors plus là que d'une constatation véritablement médicale. La tâche de l'expert se trouve singulièrement simplifiée; il ne s'agit plus que d'un diagnostic et d'une observation.

Il est certain que fort souvent des doutes peuvent surgir dans l'esprit de l'observateur; il est possible même que des erreurs peuvent être commises. C'est la science du praticien plus que le mérite de l'expert qui se trouve en jeu, « *non artis quod crimen* « *est magistri...* » Nous n'avons nullement la prétention de poser les règles au moyen desquelles de semblables erreurs peuvent être évitées; la plus importante de toutes, c'est de ne se départir jamais de cet esprit clairvoyant, en même temps qu'impartial, qui fait hésiter là où la raison montre la certitude ne pouvoir se trouver, et qui permet d'avouer son embarras avec toute franchise et toute sincérité.

Une circonstance doit être prise en grande considération, et notée avec soin quand le diagnotic ne peut laisser place au doute : c'est l'âge relatif de l'enfant et de la syphilis. Nous n'avons plus à insister ici sur l'importance capitale de ce fait ; nous avons exposé plus haut avec détail le mode de début, et la date d'apparition de la syphilis congénitale, et nous n'y reviendrons pas.

Nous terminerons ce qui a trait au rôle médico-légal de l'examen de l'enfant, et à son importance, en disant que, dans presque tous les cas que nous avons consultés, nous avons trouvé que les enfants étaient atteints d'accidents facilement reconnaissables siégeant aux lèvres et sur les côtés de la bouche.

Un élément encore important, c'est la constatation de la santé de l'enfant, de celle de la nourrice, ou de ceux qui concurremment avec l'enfant auraient sucé la même mamelle. On a rapporté un certain nombre de cas où une nourrice, ayant contracté un chancre par l'allaitement d'un nourrisson malade, avait contaminé ses enfants jusqu'alors bien portants. Il serait d'un haut intérêt de constater l'âge relatif de la syphilis chez les trois sujets atteints dans le cas assez simple que nous supposons. La constatation de la lésion primitive de la vérole dans la bouche ou aux lèvres de l'un des nourrissons, tandis que l'autre présenterait des lésions déjà avancées, serait caractéristique.

C. Enfin, l'examen de la nourrice est la base de l'appréciation médico-légale. « Comme c'est là, dit M. le professeur Tardieu, un élément du jugement qui ne fera jamais défaut, la nourrice s'offrant d'elle-même à la visite du médecin, il y aura lieu de la soumettre à une exploration complète, aussi bien pour modifier la nature de la maladie que pour en pénétrer l'origine. »

Lorsque la nourrice se présente à l'examen, presque constamment elle est en pleine période secondaire ; ce n'est que rarement que le médecin peut assister en quelque sorte aux débuts de l'affection.

Il faudra tenir un certain compte de la localisation des exanthèmes syphilitiques, et tout particulièrement des groupes ganglionnaires spécifiquement affectés. Dans la plupart des rapports les experts ont soumis les nourrices à un examen approfondi des parties génitales. Il est arrivé que souvent celles-ci ont été trouvées absolument indemnes, et les groupes des ganglions inguinaux complètement sains, alors que des éruptions plus ou moins confluentes de plaques muqueuses existaient dans la bouche, par exemple, et sur le mamelon. D'autres fois, au contraire, et dans des cas où manifestement l'accident primitif avait siégé sur le mamelon, on a constaté l'existence de plaques muqueuses à la vulve. Dans ces cas l'adénopathie inguinale était peu marquée ; cependant on conçoit qu'il en aurait pu être autrement. Il n'est donc pas facile de tirer des conclusions bien rigoureuses de l'état des parties génitales elles-mêmes, quand ces dernières sont absolument indemnes, ne présentent aucune trace d'affection ancienne, ni récente, tandis que les autres parties du corps sont le siége de diverses lésions spécifiques plus ou moins précoces ou tardives.

L'attention de l'expert doit surtout être dirigée sur l'état des seins et des parties voisines. Nous avons consacré un long chapitre à l'étude de la syphilis mammaire et nous n'y reviendrons pas. Disons, cependant, que les traces d'une affection récente, ou la constatation de l'accident primitif siégeant sur les parties habituellement en contact avec les lésions secondaires de la bouche d'un nourrisson, sont d'un poids considérable. Nous ne ferons que rappeler toute l'importance de l'adénite axillaire, qui pourrait encore fournir des caractères très-importants alors qu'il n'existerait plus que de faibles traces de l'accident primitif

On sait la différence qu'ont voulu établir certains praticiens à propos de l'origine des chancres de la mamelle, suivant que ceux-ci siégent sur le mamelon et l'aréole, ou bien au contraire sur la peau de la glande et à une distance plus ou moins rapprochée de sa base. Certains ont même été jusqu'à admettre que le siége de l'accident primitif en dehors de l'aréole impliquait toujours une origine autre que l'infection par le nourrisson. Nous ne méconnaissons en aucune manière la valeur relative que peut offrir le siége du chancre; cependant il est des cas dans lesquels la prédominance de certains accidents à l'exclusion d'autres peuvent expliquer cette différence de lieu. C'est ainsi que l'on cite des nourrices qui auraient été infectées par le jetage résultant d'un coryza spécifique. L'accident inoculé de cette sorte ne peut siéger sur le mamelon, ni sur l'aréole, mais est toujours à une certaine distance de ces parties. Il y a donc là une particularité dont il faut tenir compte et dans l'examen et dans l'interrogatoire des malades. En dehors de l'état local, le médecin devra s'enquérir avec soin des accidents que présente actuellement la nourrice, ou de ceux dont elle a souffert, et de la filiation des phénomènes. Nous avons déjà dit le degré d'importance qu'aura la visite des organes sexuels.

Un élément essentiel du diagnostic se tire de l'état de santé des propres enfants de la nourrice. Est-elle accouchée plusieurs fois? A-t-elle conservé ses enfants? A quel âge ont succombé ceux qu'elle a pu perdre? Dans l'hypothèse d'une mère syphilitique, on sait que le nourrisson ne peut infecter sa mère, tandis que cette dernière pourrait facilement transmettre le virus par son mamelon souillé au contact de son propre enfant. Dans des cas de ce genre, il ne faut pas oublier que l'accident primitif serait un chancre buccal ou labial dont on pourrait toujours constater les traces ou l'existence; ce chancre serait suivi de l'évolution des phénomènes constitutionnels, évolution qui, comme on le sait.

ne diffère pas sensiblement chez l'enfant et chez l'adulte, quand il s'agit d'une affection acquise accidentellement.

M. le professeur Tardieu est d'avis que le mari de la nourrice doit être soumis à une visite corporelle. Les renseignements tirés de cet examen ne nous paraissent pourtant pas avoir une valeur considérable. On conçoit, en effet, que le fait de l'infection du mari ne puisse prouver grand'chose, puisque en somme ce dernier peut avoir été contaminé par sa propre femme. Cependant si chez lui ce fait de la contamination ne présente qu'une médiocre valeur, il n'en est pas de même de l'absence d'accidents. Cette indemnité du mari, d'après l'éminent médecin légiste, conserverait une certaine valeur morale dans l'appréciation de l'origine de la contagion.

Qu'il nous soit permis d'ajouter à la fin de ce travail que nous n'avons point la prétention d'avoir soulevé toutes les difficultés dont est entouré le rôle du médecin, alors que lui sont confiées les fonctions d'experts, souvent si redoutables. Nous le répétons, nous n'avons pas tenu à combler par des raisonnements l'insuffisance des faits; au lieu de nous poser des problèmes et de les résoudre tout à la fois dans le silence du cabinet, nous avons jugé plus utile de voir ce qui a été fait, et d'analyser la façon dont ont procédé les maîtres alors qu'ils étaient aux prises avec la réalité de la pratique.

APPENDICE.

Nous terminerons ce chapitre en disant quelques mots de la responsabilité médicale, notamment en ce qui concerne le sujet spécial qui nous occupe. Nous serons très-bref, cette question ne rentrant que très-indirectement dans notre sujet déjà étendu.

Un passage très-curieux d'une décision remontant au XIIIe siècle, émanée de la cour des bourgeois, et rapportée au tome II, p. 164 des Assises de Jérusalem, édition de M. Beugnot, prouve qu'à cette époque le médecin n'était pas plus qu'aujourd'hui irresponsable de ses fautes et de ses imprudences :

« Et il avient qu'il (le miège ou médecin) le taille malement, ou porce que ne devet être taillé, et il le tailla, et porce il mourut, et porce que il devait tailler la plaie par la levure et l'apostème, et il le tailla de travers et porce mourut, la raison juge et commande enceque à juger que celui miège (médecin) doit amender le serf ou la serve par droit tant comme il valet au jour que il fut naffré ou tant comme il l'acheta celui de cui il esteit, car ce est dreit et raison par l'assise. »

De nos jours, le principe général de responsabilité, établi par les art. 1382 et 1383 du Code civil, et 319 et 320 du Code pénal, ou d'un commun accord de la jurusprudence et des auteurs, déclaré applicable aux médecins, à raison des fautes lourdes ou négligences coupables par eux commises dans la pratique de leur art. — On peut consulter à cet égard la table générale Devill. et Gilb., V° Médecin, ainsi que différents arrêts, notamment de la Cour de cassation, 18 septembre 1817, et 18 juin 1835 (Sirey, I, 373, et I, 401); de la Cour d'Angers et de celle de Paris, 1er avril et 5 juillet 1833 (Sirey, 1833, II, 563), et de la Cour de Besançon, 14 novembre 1844 (Sirey, II, 602), desquels il résulte que, tout en consacrant le principe de cette responsabilité, on doit le restreindre aux fautes lourdes résultant d'une impéritie appréciable pour tout le monde, d'une ignorance des choses que tout homme de l'art doit savoir, et refuse de l'étendre aux fautes qui seraient le résultat d'une théorie sujette aux discussions de la science.

C'est ainsi qu'un arrêt de la Cour de cassation, en date du 21 juillet 1862, statue comme suit, dans une espèce où il s'agissait d'un médecin qui, en opérant sur un membre fracturé une constriction trop forte par un appareil posé contrairement aux règles de l'art, et en négligeant de tenir compte des symptômes de gangrène produits par cette constriction, avait causé la perte du membre opéré. (Sirey, 1862, I, 817.)

La Cour :

Vu les articles 1382 et 1383 du Code civil, attendu que ces articles contiennent une règle générale, celle de l'imputabilité des fautes et de la nécessité de réparer le dommage que l'on a causé, non-seulement par son fait, mais encore par sa négligence ou son imprudence; que toute personne, quelle que soit sa situation ou sa profession, est soumise à cette règle, qui ne comporte d'exception que celles qui sont nominativement formulées par la loi; qu'aucune exception de cette nature n'existe au profit des médecins, soit dans les lois de droit commun, soit dans la loi du 19 ventôse an XI, qui est le Code de leur institution; que, sans doute, il est de la sagesse du juge de ne pas s'ingérer témérairement dans l'examen des théories ou des méthodes médicales, et prétendre discuter des questions de pure science; mais qu'il est des règles générales de bon sens et de prudence auxquelles on doit se conformer avant tout dans l'exercice de chaque profession, et que, sous ce rapport, les médecins restent soumis au droit commun, comme tous les autres citoyens; attendu que le jugement du tribunal de Rouen, dont l'arrêt attaqué a adopté les motifs, déclare qu'il est établi en fait que la gangrène a été déterminée par la constriction de l'appareil qui en a été la cause première; que cette constriction trop forte a été exercée sans méthode et sans discernement; que le traitement a été tout à fait contraire aux règles de l'art et de la science; que dans cet état des faits, la Cour d'appel, en déclarant la responsabilité du médecin et en le condamnant à payer des dommages-intérets, loin de violer les art. 1382 et 1383 du Code civil, en a fait une juste et saine application, rejette.

Plus spécialement, en ce qui concerne la syphilis communiquée à la nourrice, nous pouvons citer notamment, en donnant un résumé des faits qui ont donné lieu à ces différents procès, six jugements (ci-après, de I à VI) qui ont été rendus dans ces dernières années par le tribunal civil de la Seine, et deux arrêts plus anciens (ci-après VII à VIII), l'un de la Cour de Lyon, corroboré par un plus récent de la Cour de Paris, l'autre de la Cour de Dijon.

I. Le 20 octobre 1855, le sieur B... et son médecin, le Dr de T... choisissaient, entre plusieurs nourrices, au bureau de la rue Pagevin, une femme P. et l'emmenaient à Maisons-Laffitte, où l'enfant des époux B... leur fut confié. Deux mois après se manifestait, chez la nourrice, une altération profonde; des plaques muqueuses, des ulcérations apparaissaient sur les seins; des ulcères envahissaient les amygdales, les cheveux tombaient; enfin, les accidents secondaires d'une affection syphilitique se révélaient à l'œil le moins exercé. Les époux B... rassurèrent la nourrice sur ces symptômes dont la nature lui était inconnue; mais son état empirait tous les jours. Elle voulut consulter elle-même et se rendit avec son mari chez un médecin, le Dr D... Là, elle apprit de quelle maladie elle était infectée, et n'hésita pas à en attribuer la cause au nourrisson qu'elle allaitait. Les époux B... nièrent énergiquement. Les époux P. s'adressèrent alors à la justice, et après les débats dans lesquels Me Bertin plaida pour les époux P., et Me Morice pour les époux B..., M. l'avocat impérial Perrot se prononça en faveur de la demande, la communication de la maladie lui semblant un fait hors de doute.

Conformément à ces conclusions, le tribunal de la Seine (3e ch.) sous la présidence de M. Berthelin, reconnaissait, par un jugement du 12 août 1856 : 1° que pendant trois mois la femme P. avait subi un traitement mercuriel sur la nature duquel elle avait été trompée; 2° que l'enfant du sieur B... lui avait communiqué une affection syphilitique qui avait eu pour sa santé les conséquences les plus graves, et 3° que ce fait constituant de la part de B... une faute inexcusable, il y avait lieu de le condamner à payer à la femme P. 5,000 francs de dommages-intérêts. (*Gazette des Tribunaux*, 16 et 17 août 1856).

II. La dame veuve P..., après avoir confié pendant quatre mois son jeune enfant à une première nourrice, appela auprès d'elle la dame D... qu'elle avait, au préalable, soumise à l'inspection du Dr C..., son médecin ordinaire. La dame D..., sur la demande expresse de la mère, vint prendre l'enfant à l'insu de la première nourrice. Cet enfant portait, notamment à la figure, des boutons sur la nature desquels on rassura complètement la nourrice en lui affirmant qu'ils cesseraient promptement en employant une pommade qu'on lui fournirait. Quinze jours s'étaient à peine écoulés que la dame D... se sentit elle-même atteinte de symptômes inquiétants. Le Dr Bonnet, qu'elle visita, lui révéla l'affreuse vérité, et lui fit connaître la nature de la maladie qui l'avait atteinte elle-même. La dame P..., prévenue par elle, lui fit donner des soins, mais son enfant mourut bientôt, et l'état de la dame D... continuant à s'aggraver, elle forma contre la mère une demande en 8,000 fr. de dommages intérêts.

Mᵉ Forest, son avocat, s'est attaché à établir l'état parfait de santé de la nourrice au moment où elle a reçu l'enfant, et la nature du mal dont il était alors atteint. Le père, comme on l'apprit plus tard, aurait lui-même succombé quelque temps auparavant à la même maladie. L'honorable avocat a fait ensuite ressortir l'imprudence coupable de la veuve P... et a insisté sur ses terribles conséquences vis à vis de la dame D..., dont la santé est à jamais détruite. Mᵉ Elie Dufaure, avocat de la dame veuve P..., soutient, de son côté. à l'aide de certificats, que M. P... est mort d'une toute autre maladie; que l'enfant, lorsqu'on le remit à sa nouvelle nourrice, n'avait qu'une gourme tout à fait inoffensive; et la preuve, c'est que la première nourrice qui l'a allaité pendant quatre mois, n'a éprouvé aucun accident. Mᵉ Dufaure ne nie pas que la dame D... ne soit aujourd'hui dans un état de santé déplorable, mais ce qu'il faudrait prouver, et ce dont la preuve n'est pas faite, c'est que la cause doit en être imputée au nourrisson.

Le tribunal de la Seine (5ᵉ ch.), sous la présidence de M. Pasquier, a statué en ces termes dans son audience du 21 janvier 1858 :

« Le Tribunal,

« Attendu qu'il est justifié au procès que la femme D. était parfaitement saine au moment où la veuve P. lui a confié son enfant; — que ce fait résulte notamment de ce que le sieur C., médecin de la veuve P., a examiné alors la femme D. et n'a constaté sur elle-même aucune trace d'une maladie quelconque ;

« Attendu au contraire que l'enfant portait au menton et à la figure des boutons d'une nature suspecte dont on dissimulait la gravité, en prétendant qu'il s'agissait uniquement d'une gourme qui céderait à l'emploi d'une pommade qu'on fournirait; —

« Attendu qu'après un allaitement d'une quinzaine de jours, les accidents les plus fâcheux se sont déclarés chez la femme D...; que ces accidents présentaient tous les caractères d'une affection syphilitique secondaire;

« Attendu que cette affection, se développant de manière à ne pouvoir plus laisser de place au doute, la veuve P... a elle-même recommandé la nourrice et l'enfant aux soins du docteur B..., et a payé au pharmacien les remèdes par lui fournis d'après les ordres de ce médecin; — qu'elle n'aurait pas agi de la sorte et aurait repris son enfant, si elle n'eût reconnu que la nourrice était victime de sa propre faute; —

» Attendu qu'il est établi par tous les documents et toutes les circonstances de la cause que la maladie a été transmise à la femme D... par son nourrisson ; qu'il en est résulté pour ladite femme D... un préjudice dont il lui est dû réparation — que ce préjudice est tel, puisque la santé de la femme D... est à jamais compromise, qu'il y a lieu par le Tribunal d'accorder sans réduction les dommages-intérêts qui sont réclamés.

« Par ces motifs,

« Condamne le veuve P... à payer aux époux D... la somme de 8000 francs à titre de dommages-intérêts, etc. (*Gaz. des tribunaux*, 18 février 1858.)

III. Dans cette troisième affaire, il s'agit encore d'une maladie contagieuse communiquée par un nourrisson; de plus, une action en responsabilité avait été intentée contre le médecin. Me Million, avocat des époux R... expose les faits suivants :

Dans le courant du mois de janvier 1857, les époux D..., habitant Paris, mirent en nourrice leur enfant nouveau-né, chez les époux R..., à P..., en Bourgogne.

Cet enfant était confié depuis trois mois aux soins des époux R..., lorsqu'une éruption d'une nature inquiétante se manifesta.

Le Dr X..., appelé, se contenta de prescrire, lors d'une première visite, quelques lotions rafraîchissantes et des soins de propreté; mais, cinq jours après, sur la déclaration de la nourrice qu'elle avait des ulcérations au sein, et des pustules de même nature remarquées sur le nourrisson, M. X... ordonna à la femme R... de sevrer l'enfant, sans toutefois lui prescrire autre chose que des soins de propreté, soit pour elle, soit pour l'enfant.

Trois jours plus tard, l'enfant succombait ; peu de temps après, la nourrice et son mari étaient atteints d'un mal dont la nature n'était pas douteuse. Bientôt la femme R..., mère de trois enfants sains et vigoureux, avortait. Le Dr X..., appelé de nouveau, fit suivre au mari et à la femme un traitement spécial. Celle-ci est aujourd'hui guérie ; le sieur R... est encore gravement atteint.

Les époux R..., se fondant sur les énonciations d'un certificat que le Dr X... ne leur a délivré que sur l'injonction du juge de paix, et attestant que l'enfant était atteint de syphilis constitutionnelle, ont formé une demande en 10,000 francs de dommages et intérêts contre le père et la mère du nourrisson, et contre le médecin, solidairement et par corps.

Quant au médecin, l'avocat s'attache à démontrer que le certificat indique des symptômes tels, lors de la première visite, que le Dr X... ne pouvait, sans négligence ou faute grave, méconnaître la nature mal. Si, à ce moment il avait prescrit de sevrer l'enfant, la communication de la maladie, survenue entre la première et la deuxième visite, n'aurait pas eu lieu. Le Dr X... a commis, en outre, dit-il, une deuxième faute, c'est de ne pas avoir informé la femme R. de la nature de la maladie dont elle était atteinte. En ne lui découvrant pas la vérité, il s'est rendu responsable de tous les accidents survenus depuis le décès de l'enfant. Le Dr était tenu par les devoirs de sa profession de révéler à la nourrice la nature du mal sur lequel il n'avait pas de doute, et vainement il allègue que sa qualité de médecin de la famille du nourrisson l'obligeait à garder le secret.

De son côté, Me Quétaud, avocat des époux D..., soutient que la demande formée contre ses clients, doit être rejetée, parce qu'aucune présomption n'est de nature à établir que le mal a été communiqué à la femme R... par le nourrisson.

L'honorable organe du ministère public, M. Try,

conclut au rejet de deux demandes, en se fondant sur ce qu'il n'est point établi que les époux D... aient été atteints d'une maladie syphilitique.

Le tribunal de la Seine (1re chambre) présidée par M. Benoît-Champy, dans son audience du 10 août 1860, a statué comme suit : (*Gaz. des Tribunaux*, 15 août 1860.)

« Le Tribunal,

« En ce qui touche les époux D...,

« Attendu que des débats de la cause, il résulte que l'enfant dont la femme D... est accouchée le 27 décembre 1856 était affecté d'une syphilis constitutionnelle, et que cet enfant, mis en nourrice chez la femme R..., a communiqué à celle-ci, puis à son mari, le mal dont il était atteint; —

« Attendu que par suite, les mariés R... ont été longtemps malade, que R... n'est pas encore complètement guéri aujourd'hui; que les demandeurs sont donc fondés à réclamer des père et mère dudit enfant réparation du préjudice grave à eux causé ;

« En ce qui concerne le docteur X...

« Attendu qu'il allègue avoir eu lors de sa première visite de l'enfant de simples soupçons sur la nature de la maladie, et n'avoir acquis de certitude sur ce point qu'à sa deuxième visite, ajoutant qu'à la première ainsi qu'à la deuxième, il était trop tard pour empêcher la communication du mal, laquelle avait eu lieu avant que les signes caractéristiques en eussent pu être manifestes ;

« Attendu que rien n'établit le contraire des assertions du docteur X... ; d'où il suit que la responsabilité dont les demandeurs veulent la graver n'est pas justifiée;

« Par ces motifs, condamne les époux D... conjonctement et solidairement, le mari par corps, à payer aux mariés R... la somme de 3000 francs à titre de dommages et intérêts ; — fixe à un an la durée de la contrainte par corps contre D...

« Déboute les mariés D... de leur demande contre le docteur X...

IV. En 1854, un enfant nouveau-né du nom de Ridé, était abandonné à l'hospice des Enfants assistés, à Paris. Cet enfant était confié aux soins d'une nourrice, la dame Martenne. Au bout de cinq jours, une syphilis congéniale se déclarait; la dame Martenne, aussitôt qu'elle s'en aperçut cessa l'allaitement; mais il était déjà trop tard, la maladie était communiquée, et les conséquences s'en faisaient presque en même temps sentir, aussi rapides que cruelles. Elle était admise en 1856 à l'hospice d'Autun, et y restait jusqu'en 1857. Depuis la fin de 1854, l'administration de l'Assistance publique lui faisait remettre, à titre de secours, une somme de 45 fr. par mois, réduite à 40 fr. en 1869, supprimée enfin en juillet 1871.

Mme Martenne a saisi alors la justice d'une demande en paiement de 10,000 fr. à titre de dommages et intérêts; elle a soutenu, par l'organe de Me Duverdy, son avocat, que le paiement, par l'administration de l'Assistance publique pendant dix-sept années, d'une rente mensuelle, était la preuve la plus certaine qu'elle ne déniait pas sa responsabilité; qu'enfin, une transaction lui avait été proposée en 1870, constatant l'offre de 3,000 fr. une fois payés, proposition refusée par elle.

Me Allou répond, au nom de l'Assistance publique, que l'administration ne peut être assimilée aux parents, qu'elle ne connaît pas l'origine des enfants abandonnés, et qu'on ne saurait la rendre responsable qu'en invoquant des faits de négligence qui ne se rencontrent pas dans l'espèce.

Le tribunal civil de la Seine (1re chambre), présidé par M. Aubépin, sur les conclusions de M. l'avocat de la République Ribot, a rendu le jugement suivant :

« Le Tribunal,

« Attendu que le fait qui sert de base à la demande des époux Martenne ne pourrait engager la responsabilité de l'administration de l'Assistance publique qu'autant qu'il serait établi qu'au moment où la femme Martenne a reçu l'enfant nouveau né du nom de Ridé, cet enfant était atteint du mal syphilitique, et que le mal, s'étant déjà révélé, aurait échappé aux investigations incomplètes des médecins commis par l'administration;

« Que cette preuve incombe aux demandeurs, et qu'elle n'est pas rapportée;

« Attendu que les époux Martenne ne s'auraient se prévaloir de ce que, pendant un temps prolongé, l'administration de l'Assistance publique leur aurait fourni des secours, et de ce qu'elle aurait même consenti à leur assurer un capital à titre de réparation;

« Que les secours ainsi fournis l'ont été d'une manière toute bénévole; qu'ils n'impliquent aucunement, non plus que la promesse d'un capital dans les circonstances particulières où cette promesse est momentanément intervenue, la reconnaissance par l'administration d'une obligation légale dont l'exécution pourrait être réclamée en justice;

« Par ces motifs,

« Déclare les époux Martenne mal fondés dans leurs demandes, les en déboute et les condamne aux dépens. (*Gazette des Tribunaux*, 16 avril 1874).

Ajoutons, à l'occasion de ce procès, que de semblables faits se reproduiront rarement, par suite de nouvelles précautions qui sont actuellement prises, tant vis-à-vis de la nourrice que vis-à-vis du nourrisson. En effet, dans ces dernières années, l'administration de l'Assistance publique, émue de semblables procès et désagréments de tous genres survenus à l'occasion de nourrices contaminées par des enfants assistés, a pris une excellente mesure. On sait que, lorsqu'une femme entre dans les hôpitaux avec un enfant au sein, et qu'elle est forcée par le fait de sa maladie de suspendre l'allaitement, le médecin de service a le droit de réclamer une nourrice pour l'enfant. L'administration actuellement n'accorde plus de nourrice que sur un certificat attestant que le médecin n'a découvert ni sur la mère, ni sur l'enfant, aucun symptôme de syphilis.

V. Voici encore un jugement du tribunal civil de la Seine, en date du 12 mai 1874, confirmé par arrêt de la Cour d'appel, qui, en cas de maladie contagieuse, communiquée par le nourrisson, admet la responsabilité des parents envers la nourrice.

La jeune femme d'un ouvrier des environs de Soissons, déjà mère d'un premier enfant qui se porte bien, vint à Paris chercher un nourrisson.

Après avoir subi les visites médicales d'usage par le médecin de l'administration des nourrices, Mme R... repartit chez elle avec un jeune enfant appartenant aux époux X...

Ce malheureux petit être était atteint de syphilis congénitale et mourut bientôt, mais après avoir communiqué sa terrible maladie à la nourrice, qui ne tarda pas à la donner à son mari.

Deux fois elle redevint mère, et deux fois ses enfants moururent presque en naissant, atteints de syphilis congénitale.

Les époux R... ont assigné les époux X... devant le tribunal de la Seine, en paiement de 2,500 fr. de dommages-intérêts, et en 250 fr. pour frais de médecin et de fournitures de pharmacie.

Le tribunal a rendu le jugement suivant :

» Le Tribunal,

» Attendu qu'il résulte d'un certificat délivré, à la date du 30 décembre 1872, par M. V... docteur en médecine, résidant à Villers-Cotterets, que l'enfant remis par la femme X... à la femme R... était atteint de syphilis congénitale, et que la femme R... à été infectée par lui ; que, dans un autre certificat, en date du 14 avril 1873, le même docteur constate que le nourrisson X... a infecté sa nourrice, laquelle a infecté à son tour son mari d'une part, son enfant de l'autre ; que l'enfant auquel il est fait allusion dans ce dernier certificat est mort, cinq jours après sa naissance, par suite d'infection syphili ique ;

« Attendu qu'en état de la cause, rien ne permet de suspecter les constatations successivement faites par le docteur V... ; que X... n'essaie de les combattre qu'au moyen d'articulations vagues et sans précision ; qu'il insinue, il est vrai, qu'au moment où l'enfant des époux X... aurait été confié à la femme R..., cette dernière se serait trouvée elle-même infectée du virus contagieux ; mais que ce n'est là qu'une pure allégation à l'appui de laquelle aucun adminicule de preuve n'est produit devant le Tribunal ;

« Qu'au surplus, il est constant en fait : premièrement, qu'à l'époque où la femme R... a emmené à Villers-Cotterets l'enfant des époux X..., elle avait subi à la préfecture de police la visite imposée par les règlements aux nourrices amenées par les meneuses ou recommanderesses; deuxièmement, qu'antérieurement à cette époque aucun des enfants de la femme R..., n'avait été atteint d'accidents semblables à ceux qui ont été constatés sur l'enfant des époux X... ;

« Attendu enfin qu'aucun doute ne saurait subsister en présence de la correspondance échangée entre les parties; qu'à l'époque même où la femme X... savait son enfant gravement malade, elle se préoccupait d'une manière toute spéciale des atteintes qu'avait pu recevoir la santé de la femme R...; qu'elle lui recommandait de se soigner, de prendre des médicaments; que quelques jours après avoir reçu la nouvelle de la mort de son enfant, elle insistait encore sur ce point; qu'elle offrait de se charger de l'éducation d'un des enfants de la femme R..., qu'elle allait même, pour couper court à toute réclamation, jusqu'à promettre à cette dernière de lui confier un nouveau nourrisson, ce dont elle devait savoir l'impossibilité;

« Attendu que les faits ci-dessus rappelés établissent le bien fondé de la demande des époux R...; que le Tribunal trouve dans les documents de la cause des éléments suffisants pour fixer le montant des dommages-intérêts qui leur sont dus,

« Par ces motifs,

« Condamne les époux X..., conjointement et solidairement, à payer aux époux R... la somme de 2,500 fr., montant des causes ci-dessus énoncées ;

« Les condamne aux dépens. »

Les époux X... ont interjeté appel de ce jugement.

Me Mennesson s'est seul présenté pour les intimés, et, sur les conclusions conformes de M. de Thévenard, substitut de M. le procureur-général, la Cour d'appel de Paris (4e chambre), présidée par

M. Falconnet a, dans son audience du 22 avril 1875, en adoptant les motifs des premiers juges, confirmé purement et simplement leur décision.

VI. Enfin, le procès suivant se rattache à la première des observations placées à la suite de ce travail.

Le 22 octobre 1871, la femme S... est entrée, comme nourrice, au service des époux H..., papetiers à Paris.

Le 13 avril 1872, elle quitte sa place « à cause d'une maladie de peau, » suivant l'énonciation du certificat qui lui est donné par son patron.

Le surlendemain, 15 avril, elle entre à l'hôpital Saint-Louis, service du Dr Bazin, et il est dès lors reconnu que la prétendue maladie de peau n'est autre chose qu'une syphilis des mieux caractérisées. Le Dr Bazin constate que la nourrice est atteinte d'un chancre induré ayant pour siége le mamelon du côté gauche, avec engorgement des ganglions axillaires. — Rien aux organes sexuels.

La bonne santé de la nourrice, avant son dernier accouchement et au moment de son entrée chez les époux H.... avait été d'ailleurs parfaitement constatée, ainsi que le bon état de l'enfant né à la même époque que celui des époux H... — Tout indiquait donc que le mal avait été réellement communiqué par l'allaitement.

Le tribunal, néanmoins, rejeta la demande de la

femme S... par jugement du 22 décembre 1874 (4e chambre).

La décision du tribunal s'appuyait uniquement sur deux certificats produits par les parents ; l'un du Dr Duchaussoy, constatant qu'en janvier et février 1874, aucune trace de maladie syphilitique, ancienne ou récente, n'était apparente chez les époux de H..., non plus que chez leurs autres enfants ; l'autre déclarant que le nourrisson était mort d'une méningite, présentant d'ailleurs une belle apparence de santé.

Ce jugement fut attaqué d'une part, comme ayant absolument négligé des éléments d'appréciation très-graves, à savoir : toutes les constatations relatives au mal de la nourrice ; et, d'autre part, comme ayant attaché aux deux certificats produits par les défendeurs une importance exagérée.

A côté du certificat Duchaussoy, en effet, certificat négatif, délivré en 1874, trois ans après l'accouchement, à une époque où des traces de mal auraient fort bien pu être effacées, il résultait d'autres documents également produits par les défendeurs eux-mêmes, que des plaques muqueuses et syphilides avaient été vues sur Mme H... en 1872 et 1873, à une époque bien plus rapprochée de l'accouchement et de l'allaitement.

Quant au certificat relatif à la mort du nourrisson, il était manifestement inexact, puisqu'il était reconnu par tout le monde que l'enfant avait été atteint de syphilis. Comment croire, d'ailleurs, qu'un nourrisson ayant eu une nourrice aussi malade que la femme S..., n'ait pas présenté des traces de syphilis tout au moins acquise?

Dans ces différents faits, symptômes caractéristiques de la maladie de la nourrice, apparition de syphilides sur la mère en 1872 et 1873; apparition de syphilides sur le nourrisson; mort de celui-ci en très-bas âge; il y avait, soutenait Me G. Dreyfous, dans l'intérêt de la nourrice, sinon des preuves absolues, tout au moins des présomptions bien graves en faveur de la prétention de la demande, et il était difficile de comprendre comment le tribunal n'avait pas cru devoir ordonner l'expertise médicale qui lui était demandée.

Les époux H..., par l'organe de Me Nogent Saint-Laurent, leur avocat, se retranchaient derrière les bons renseignements fournis sur eux, et les représentant comme un ménage honnête, laborieux et religieux. Ils opposaient à ces renseignements ceux fournis sur le compte de la nourrice, simple paysanne, femme d'un journalier, vivant quelquefois assez longtemps séparée de son mari.

Ils invoquaient l'excellente santé de tous leurs enfants nés avant et même après celui qui a été le nourrisson de la femme S...

Sans contester la maladie de cette dernière, ils cherchaient à la rattacher à une autre cause, alléguant qu'elle avait pu, soit au bureau des nourrices, soit dans un jardin public, donner le sein à l'enfant d'une autre nourrice. Quant aux marques de syphilis signalées chez Mme H... et chez le nourrisson, ils les expliquaient en disant que le nourrison avait été contagionné par sa nourrice, et que la mère, en embrassant ensuite son enfant, avait été elle-même atteinte.

C'est dans cet état que l'affaire étant venue devant la 4e chambre, l'honorable organe du ministère public, Me Dubard, substitut du procureur-général, admettant les raisons remarquablement exposées par Me Georges Dreyfous, avocat de la femme S..., a conclu à une expertise qui apparaît, dans l'état actuel de lascience, devoir être des plus utiles.

Conformément à ces conclusions, la Cour, présidée par M. Delaborde, a rendu, à la date du 24 novembre 1875, un arrêt infirmatif, commettant MM. les docteurs Tardieu, Ricord et Symonet, à l'effet d'examiner les certificats produits, de se livrer, sur les faits allégués de part et d'autre, à une information complète, soit par l'audition des parties, de leurs médecins et de témoins, soit par l'examen de la nourrice, des époux H... et de leurs enfants, et de formuler des conclusions permettant à la Cour de statuer en toute connaissance de cause.

A l'heure où nous mettons sous presse, le rapport des médecins n'est pas encore déposé. Il n'en résulte pas moins de cet arrêt ce fait important, à savoir : que, dès aujourd'hui la jurisprudence reconnaît que la science peut fournir des éléments assez certains pour pouvoir remonter à la source du mal, et fixer ainsi à qui incombent les responsabilités.

VII. L'arrêt de la Cour de Lyon (Sirey, 1853, II, 474) a confirmé un jugement du tribunal de la même ville, lequel a décidé que la nourrice qui a reçu communication d'une maladie syphilitique par le nourrisson que lui a procuré le directeur d'un bureau de placement, peut actionner celui-ci en dommages-intérêts, à raison du préjudice que lui a causé cette maladie.

Ce jugement du 8 juillet 1852, était conçu dans les termes suivants :

Le Tribunal, attendu qu'il n'est pas contesté que l'enfant des époux Collombet n'ait été placé en nourrice chez Anthelmette Vivier, femme Prémillieux, par l'intermédiaire du bureau des nourrices dont la dame veuve Boissieux est directrice à Lyon ; attendu qu'il résulte suffisamment des documents de la cause, et notamment du certificat du médecin qui a donné ses soins à l'enfant, qu'il était atteint d'une syphilis congéniale dont il est mort le 14 du mois de janvier 1851 ; qu'il en résulte encore que l'enfant a communiqué cette maladie à la femme Prémilleux, sa nourrice, et que celle-ci l'a communiquée à son mari ; attendu que les époux Prémilleux et Vivier n'ont pu recouvrer la santé qu'après un traitement long et dispendieux et que, dans ces circonstances ils ont évidemment droit à une indemnité pour la réparation du préjudice qui leur a été causé; attendu que le Tribunal a les éléments suffisants pour apprécier le chiffre de cette indemnité. Par ces motifs, condamne la veuve Boissieux, en sa qualité de directrice du bureau des nourrices, à payer aux demandeurs la somme de 400 francs, etc.

Ce jugement est sans doute conforme aux principes généraux de la responsabilité civile; mais il nous semble cependant que, dans l'espèce particulière de dommage dont il s'agit ici, il y aurait à distinguer entre le cas où le directeur du bureau se serait chargé envers les parents de placer lui-même les enfants en nourrice ou de lui procurer une nourrice (ce qui paraît être le cas de l'espèce), et celui où il n'aurait été qu'un simple intermédiaire, ayant mis en rapport les parents de l'enfant et la nourrice, sur leurs demandes respectives, et que, dans ce dernier cas, la direction du bureau ne devrait encourir aucune responsabilité.

Conformément d'ailleurs aux mêmes principes, la Cour d'appel de Paris (1re chambre), sous la présidence de M. le premier président Larombière, a décidé, au contraire, que la responsabilité d'une administration, l'Assistance publique dans l'espèce, ne saurait être engagée par le fait qu'un nourrisson confié par elle à une nourrice, pour être élevé au sein, a transmis à celle-ci une maladie syphilitique, alors qu'il est constant que, lors de la visite par le médecin de l'administration, l'enfant paraissait sain; et que, dès l'apparition des premiers symptômes de la maladie, défense a été faite à la nourrice de continuer la nourriture.— En ces circonstances, aucune faute n'est reprochable à l'administration, qui puisse motiver contre elle une condamnation en dommages-intérêts.

Voici d'ailleurs sommairement les faits :

La dame J..., demeurant à Iffendie (Ille-et-Vilaine), a été, à la fin du mois de mai 1872, chargée par l'administration de l'Assistance publique de Paris, de nourrir et d'élever une enfant du sexe féminin, née le 21 mars précédent.

Dès le mois de juin, des accidents de nature syphilitique apparurent chez l'enfant, qui mourut le 24 juillet suivant.

Dans les premiers jours de juillet, la même maladie se déclara chez la dame J..., et le 1er mai 1873 elle accoucha d'un enfant qui présenta presque immédiatement tous les caractères de la syphilis. et mourut au bout de vingt jours.

C'est dans ces circonstances que la dame J... forma, contre l'administration de l'Assistance publique, une demande en 5,000 fr. de dommages-intérêts. Elle soutenait que l'examen de l'enfant, pár le médecin de l'administration, n'avait pas été fait avec tout le soin désirable, puisque les symptômes très-caractérisés de la syphilis avaient été constatés quelques jours après cet examen ; que, dans les conditions où était né l'enfant, il y avait eu imprudence à la faire nourrir au sein, et négligence à ne pas exercer une surveillance suffisante pour constater l'état de l'enfant ; que la responsabilité de l'administration de l'Assistance publique était donc engagée, aux termes des articles 1382 et suivants du Code civil.

Le tribunal civil de la Seine a repoussé cette demande par jugement du 13 janvier 1874, ainsi conçu :

« Le Tribunal,

« Attendu qu'il est constant que l'enfant confié par l'administration de l'Assistance publique à la femme J... paraissait sain, lorsque cet enfant a été remis à la femme J..., ainsi que le fait est constaté par le rapport du médecin de l'administration ;

« Que l'administration ne pouvait, autrement que par l'inspection de son médecin, s'assurer de l'état de cet enfant qui n'avait pas de famille ; que, sous ce rapport, sa responsabilité ne peut être engagée ;

« Attendu que, dès que les symptômes de la maladie dont la femme J... a été infectée se sont manifestés chez son nourrisson, défense lui a été faite par le médecin de l'administration de continuer sa nourriture ;

« Qu'aucune faute n'est donc imputable à l'administration ;

« Par ces motifs,

« Déclare les époux J... mal fondés dans leur demande, les en déboute,

« Et les condamne aux dépens. »

Les époux J... ont interjeté appel de cette décision.

Mais la Cour, après avoir entendu Me Colin de Verdière, leur avocat ; Me Allou, avocat de l'administration de l'Assistance publique, et M. l'avocat-général Ducreux en ses conclusions conformes, a confirmé par adoption de motifs la sentence des premiers juges (*Gazette des tribunaux*, 5 février 1876).

Nous avons dit plus haut (n° IV, *in fine*) que de semblables procès deviennent de jour en jour plus rares, par suite des certificats qu'exige l'administration de l'Assistance publique, avant de fournir une nourrice à une mère recueillie dans ses salles, et forcée, par le fait de maladie intercurrente, de suspendre l'allaitement.

VIII. Enfin, un arrêt de la Cour de Dijon, du 14 mai 1868 (Sirey, 1869, II, 12), décide également que le médecin qui, appelé à visiter un enfant, a laissé sciemment ignorer à la nourrice qui l'allaite que cet enfant est atteint d'un virus contagieux, peut, dans le cas où ce virus aurait été communiqué à la nourrice, être déclaré responsable du préjudice causé à celle-ci par sa réticence.

Toutefois, cette responsabilité n'est encourue qu'autant que le préjudice dont se plaint la nourrice est nécessairement le résultat de la *réticence* du médecin, et nous verrons plus loin dans quel sens on doit interpréter cette réticence; le médecin doit dès lors en être déchargé s'il est établi que, le mal étant déjà inoculé lors des constatations par lui faites, il n'est pas certain que la nourrice, même avertie, eût pu échapper à la contagion.

Voici d'ailleurs cet arrêt :

La Cour, considérant que l'enquête ordonnée par arrêt du 25 janvier 1868, démontre que l'enfant des mariés Poncet, confié à la femme Protat, en qualité de nourrice, a présenté, peu de jours après sa naissance, les symptômes non équivoques d'une syphilis héréditaire ou congénitale; que le 20 février 1863, le docteur B... appelé par la famille Poncet pour visiter l'enfant alors âgé de 25 jours, a constaté l'existence de cette maladie, ordonné les remèdes nécessaires pour l'enfant et la nourrice, mais a laissé ignorer à celle-ci et la nature de la maladie de son nourrisson, et les dangers que son allaitement pouvait présenter pour elle; que le 26 février, la femme Protat a consulté un autre médecin, le docteur G..., qui a également reconnu l'existence de la syphilis héréditaire chez l'enfant, et constaté que la femme Protat portait au sein gauche une pustule muqueuse et plate, dont la forme et la couleur démontraient qu'elle avait été contaminée, c'est-à-dire qu'elle avait subi l'influence du mal dont l'enfant était atteint; que cependant le docteur G... n'a pas cru devoir prévenir la femme Protat de la nature de la maladie parce que, dit-il, le mal était fait, et s'est contenté de prescrire un traitement; que l'enfant paraît avoir été complètement guéri, et que pendant l'allaitement, et jusqu'après le sevrage, la femme Protat ne semble avoir présenté aucun symptôme nouveau de la maladie syphilitique, mais qu'au mois d'avril 1864, le docteur B. a reconnu qu'elle était atteinte d'une syphilis constitutionnelle; qu'il a déclaré lui-même dans une lettre adressée au sieur D..., officier de santé, que cette maladie avait été communiquée à la nourrice par son nourrisson; que le sieur D... appelé à donner ses soins à la malade à partir du mois de mai 1864 a constaté à son tour les accidents les plus graves, d'abord une salivation exagérée ou ptyalisme, puis une hémiplégie, et enfin une oblitération profonde de l'intelligence, qui a persisté jusqu'à la mort de la femme Protat.

Considérant que plus d'une année s'est écoulée entre l'observation par le docteur G... des premiers symptômes syphilitiques, et l'époque où ont apparu les caractères d'une syphilis constitutionnelle; que ce long intervalle qui paraît anormal pourrait faire naître des doutes sur le mode de communication de la maladie dont la femme Protat était atteinte au mois d'avril 1864, si le docteur B... ne l'avait attribué à l'allaitement de l'enfant Poncet; qu'en pareille matière, il ne saurait appartenir aux tribunaux de méconnaitre ou de contre dire l'opinion de l'homme de l'art, qui a observé la marche de la maladie; qu'on peut donc admettre, d'après la déclaration du docteur B... lui-même, que la femme Protat a reçu de son nourrisson la communication du mal qui a eu pour elle de si terribles conséquences; considérant qu'en dehors des questions professionnelles, exclusivement réservées par leur nature aux doutes et aux controverses de la science, le médecin est, comme tout citoyen, responsable du dommage causé par son imprudence, sa légèreté ou son impéritie notoire, en un mot par sa faute personnelle; qu'ainsi le médecin qui, sciemment, laisse ignorer à une nourrice les dangers auxquels l'expose l'allaitement d'un enfant atteint de la syphilis congéniale, peut être déclaré responsable du préjudice causé par sa réticence; qu'il ne saurait prétendre qu'appelé à donner ses soins à l'enfant seul, il n'avait pas à se préoccuper du danger que peut courir la nourrice; qu'un pareil système, qui blesse les lois de la morale ne peut être invoqué contre une nourrice, à laquelle la situation même impose une confiance nécessaire dans le médecin choisi par l'enfant.

Considérant toutefois que la responsabilité ne peut être encourue qu'autant que le préjudice est le résultat incontestable du fait de celui auquel on en demande la réparation; que, d'après la déclaration du Dr G., la femme Protat, présentant, le 26 février 1863, les symptômes apparents de la maladie syphilitique, il est vraisemblable que l'inoculation du mal avait déjà eu lieu avant le 20 février, date de la visite de l'enfant par le Dr B.; qu'il n'est donc pas certain qu'à cette époque du 20 février elle aurait pu échapper à la contagion, lors même qu'avertie du danger par le médecin, elle eût aussitôt cessé l'allaitement; et qu'ainsi il n'est pas démontré que la réticence regrettable du Dr B. lui ait causé préjudice qu'en cet état des faits, la demande de dommages-intérêts formés par Protat, en qualité de tuteur de ses enfants mineurs contre le Dr B., ne peut être accueillie.

Confirme. »

La solution ci-dessus repose encore sur l'application intéressante du principe aujourd'hui constant de la responsabilité médicale, principe que nous avons établi plus haut d'une manière générale.

Dans ses remarquables leçons faites à l'hôpital

Saint-Louis en juillet dernier, sur la conduite à tenir par le médecin vis-à-vis des parents et de la nourrice dans les cas de syphilis communiquée, M. le professeur Alfred Fournier s'élève vigoureusement contre cet arrêt qui déclare le médecin responsable de sa *réticence*. « Si le médecin, dit cet éminent spécialiste, n'avertit pas la nourrice, il tombe sous le coup de l'article 1382 du Code civil, et doit réparation du préjudice causé ; s'il l'avertit, il tombe sous l'application de l'article 378 du Code pénal, qui punit la révélation d'un secret confié à la profession ; le voilà donc conduit dans une impasse d'où il ne sortira jamais. »

Nous ne croyons pas pourtant que la question soit insoluble à ce point. Ecoutons, en effet, le Dr Fournier ; il va lui-même nous fournir les armes de la défense :

« Mais, si je repousse cette doctrine de la Cour de Dijon, ce n'est pas que j'abandonne les intérêts de la nourrice ; ce n'est pas que je me réfugie exclusivement dans le secret médical ; bien loin de là ! les intérêts de la nourrice me paraissent, au contraire, de la nature de ceux qu'il est *de mon devoir*, à moi médecin, de prendre en mains et de faire respecter. Comme vous le verrez bientôt je suis, si vous me passez l'expression, *essentiellement protectionniste* en ce qui concerne la nourrice ; seulement, je crois que, si nous devons protection à la nourrice, nous devons protection seulement, et non pas délation. »

Et, continuant son sujet, le professeur Alfred Fournier indique pour le cas, par exemple, où la nourrice est encore vierge de toute contagion, que cette protection devra être rendue active et efficace par tous les moyens honnêtement et légalement possibles, tels que s'opposer de toutes ses forces à ce qu'un nourrisson syphilitique reçoive jamais le sein d'une nourrice saine; faire cesser l'allaitement à la nourrice sans lui dire la maladie; exposer nettement aux parents quelle est la maladie de l'enfant; quels dangers court la nourrice pour sa santé; quels dangers ils courent eux-mêmes pour leurs intérêts; au besoin formuler nettement, en même temps que le traitement de l'enfant, et en tête de l'ordonnance, l'impossibilité absolue pour la nourrice de continuer le traitement; éviter que cette dernière ne soit renvoyée immédiatement, mais la garder six semaines environ à titre de nourrice sèche pendant le temps d'une incubation éventuelle de la maladie; s'il le faut même, et en cas de mauvais vouloir évident des parents, déclarer que l'on cessera toute visite, etc.

Nous pensons que la loi en général, et la Cour de Dijon en particulier, n'a pas voulu autre chose. Que voyons-nous, en effet, si nous relisons l'arrêt de cette Cour? Chargé par une famille de surveiller la santé d'un enfant confié aux soins d'une nourrice, le médecin avait cru devoir laisser ignorer à cette nourrice que cet enfant était atteint d'un virus contagieux. A la suite de l'allaitement, la nourrice était tombée malade, et elle avait même succombé. Or, le système de défense du médecin paraît avoir consisté à dire qu'appelé par la famille à soigner l'enfant, il n'était pas par cela même le médecin de la nourrice qui l'allaitait, et que dès lors le mandat qui pouvait engager sa responsabilité vis-à-vis de la famille qui l'avait investi de sa confiance, ne l'engageait nullement vis-à-vis de la nourrice elle-même.

D'abord, ce dernier raisonnement ne saurait être admis. Il est bien évident en effet, que, par la nature même des choses, la santé de l'enfant et celle de la nourrice se confondant en tout ce qui se rapporte à l'allaitement, le médecin ne peut soigner l'un sans soigner l'autre ; et toutes deux, eu égard à cette relation intime qui existe entre elles, ne peuvent pas ne pas être de sa part l'objet d'une égale, disons mieux, d'une seule et même sollicitude.

Ensuite on ne saurait, dans l'arrêt qui nous occupe, prendre à la lettre le mot « *réticence* », il faut certainement l'entendre dans le sens plus large d'absence complète de protection. Il est facile de voir entre autres exemples, dans les motifs du jugement du 13 janvier 1874, cité plus haut, page 145, que telle est la pensée de la justice. Or, et c'est ce qui justifie le bien fondé de l'arrêt incriminé, c'est précisément parce que le médecin en question n'était nullement *protectionniste* en ce qui concerne la nourrice, n'avait suivi aucun de ces excellents préceptes, pris aucune de ces salutaires précautions, que recommande si bien le Dr Alfred Fournier, comme étant du devoir du médecin, préceptes et précautions ayant pour but d'exercer la protection dans la limite de la légalité, la protection sans la délation, que la Cour de Dijon a dû décider comme ci-dessus.

D'ailleurs, pour qu'il y ait délit de révélation de secret, il ne suffit pas que celui auquel on impute ce délit soit, par état ou profession, dépositaire du secret d'autrui, et qu'il ait effectivement révélé ce secret à lui confié à raison de son état. Il faut encore qu'il y ait eu de sa part volonté de le révéler, et surtout que cette volonté ait été inspirée par l'intention de nuire. Or ces deux dernières conditions ne se réaliseront jamais chez un médecin véritablement digne de ce nom, dont la mission est, au contraire, d'être utile et de protéger.

OBSERVATIONS

OBSERVATION I.

Due à la communication de M. Joseph Michel, interne du service à Lourcine, de M. le professeur A. Fournier.

Chauve (Léonore), 36 ans, entrée à Lourcine le 3 février 1874, salle Saint-Louis, n° 12.

Cette malade, mariée depuis 14 ans, est d'une bonne constitution ; son mari, qui vit encore, n'a jamais eu aucue maladie. Elle a eu quatre enfants, tous du sexe féminin ; trois sont morts, le premier de la rougeole à l'âge de 2 ans et 8 mois ; le second, de cholérine à 7 ans et 1 mois ; le troisième, de la fièvre typhoïde que la mère a eue à la même époque.

Voici ce qui résulte des explications de la malade, qui ne répond pas toujours d'une façon très précise aux questions à elle adressées :

Dans les premiers jours d'octobre 1871, elle fut appelée du bureau de placement chez les époux H..., négociants à Paris, pour nourrir leur enfant âgé de 2 jours. Rien de particulier pendant les deux premiers mois. A leur expiration, la nourrice remarqua des rougeurs sur les fesses et sur les joues de l'enfant ; et sous le menton, à la région laryngienne, une excoriation comme celle qui serait due au frottement de cordons trop serrés d'un bonnet. En outre, du nez de l'enfant coulait de l'humeur en grande abondance. La mère, avertie par elle, fit appeler son médecin qui ordonna des bains de son et l'emploi de la poudre d'amidon.

Quatre mois se passent ; la malade ne signale rien de remarquable, l'état de l'enfant reste sensiblement le même. Au bout de ce temps, la nourrice voit apparaître à son sein droit, à droite du mamelon, un petit bouton dur. Elle se rend avec le père de l'enfant à la consultation de l'hôpital de la Charité, où le médecin lui conseilla des soins hygiéniques et une bonne nourriture, et demanda au père de revenir la semaine suivante, accompagné de sa femme. Les deux époux furent alors visités ; et, après cet examen, le médecin calma les craintes de la nourrice, lui disant que ce n'était pas elle qui avait donné du mal à l'enfant.

Cette nourrice prétend (notons ce point en passant), que la fille aînée de ses maîtres était malade, et qu'en faisant son lit, elle a remarqué des taches sur ses draps ; elle en fit part à la mère, qui n'apporta à ce fait aucune attention.

Quelques jours plus tard, nouvelle visite du médecin de la famille. La nourrice lui montra ses bras couverts de petits boutons et son sein dont le mal avait empiré. Le médecin dit que ce n'était qu'une crevasse, et comme la nourrice demandait la cause de l'éruption aux bras, le médecin lui répondit qu'elle serait bien avancée quand elle saurait ce qu'elle avait. Puis, il remit une lettre au père, le priant d'aller à l'adresse indiquée consulter avec la nourrice un autre médecin, dont cette dernière ne peut se rappeler le nom, et qui, l'ayant visitée, lui affirma, après une conversation avec le père, que ce n'était pas l'enfant qui lui avait donné ce mal.

Trois ou quatre jours après, nouvelle visite du même médecin à laquelle la malade ne voulut pas se soumettre, sous prétexte qu'il était bien inutile de la renvoyer de l'un à l'autre, suivant son expression.

Le 13 avril 1872, après six mois de séjour chez ses maîtres, elle les quitte, bien décidée à leur intenter un procès. Le père de famille lui donna un certificat constatant que son renvoi n'avait pas pour cause sa mauvaise conduite, mais la maladie de peau dont elle était atteinte. La grand'mère de l'enfant lui offrait de lui payer ses frais de voyage pour retourner dans son pays, mais elle préfère aller à l'hôpital.

Elle rentre donc à l'hôpital Saint-Louis, où elle reste treize mois et demi dans le service de M. Bazin. A son entrée, la tumeur du sein avait augmenté ; une éruption se montrait sur tout le corps et les bras principalement ; des plaques muqueuses apparaissent à la gorge trois mois après son entrée à l'hôpital ; enfin, céphalalgie, chute des cheveux.

Traitement. — Sirop de Gibert, liqueur de Van Swietten, tisane de salsepareille, bains de vapeur, de son et d'amidon.

Elle sort à peu près guérie.

Quinze jours après, le 14 juin 1873, elle rentre de nouveau à l'hôpital Saint-Louis, dans le service de M. Vidal. Elle présente sur l'avant-bras droit des syphilides pustulo-crustacées en pleine éruption. Traitement par l'iodure de potassium et l'emplâtre de minium. Au bout de deux mois, le bras droit est guéri' mais à cette époque la même éruption se manifeste sur l'avant-bras gauche. Quatre mois après, elle sort non complètement guérie. Ne pouvant trouver à se placer, elle rentre à l'hôpital de Lourcine.

A son entrée, 3 février 1874, elle présente l'état suivant :

1° A la face, on voit sur la lèvre un ecthyma croûteux de la largeur d'une pièce de 20 centimes.

Sur la langue, des plaques lisses de psoriasis. Les papilles paraissent rasées sur toute l'étendue de la lésion qui est lisse, rosée et contraste par conséquent avec l'aspect villeux des autres parties. En avant de cette plaque lisse et rosée, on voit deux ou trois petits îlots blanchâtres et une fissure à trois branches creuses légèrement excoriées.

2° Sur le sein droit, à droite du mamelon, se trouvent quatre petites cicatrices disposées en forme de rectangle, traces d'anciens chancres indurés. Pas d'induration.

Aux aisselles, pas d'adénopathie.

3° Sur les cuisses, près des grandes lèvres, sur le dos et les jambes, on remarque quelques macules ou cicatrices. Elles sont plus marquées et plus grandes sur l'avant-bras droit et paraissent être la trace de syphilides ecthymateuses anciennes.

A l'avant-bras gauche se trouvent des lésions importantes à noter :

Sur la face dorsale, il y a des syphilides pustulo-crustacées à bords polycycliques, avec infiltration gommeuse tout autour. Cette lésion est actuellement en voie de guérison, mais il reste sur plusieurs points des squames et des croûtes rougeâtres.

A la région du coude se trouvent des syphilides à divers âges, siégeant sur trois ou quatre points. Ces croûtes noires, d'une étendue d'une pièce de 50 centimes, couvrent évidemment une ulcération; en effet, le 6, après un pansement à l'emplâtre de Vigo, on découvre une ulcération assez creuse à bords relevés.

Tout le reste de la lésion est constitué par des élevures papuleuses fortement squameuses, qui sont évidemment des syphilides en réparation.

Phénomènes généraux. — L'appétit est conservé; la malade se plaint même de ne pouvoir manger davantage.

La sensation du goût est pervertie; la sensation de brûlure est seule perçue.

Rien au cœur ni aux poumons.

Analgésie sur le dos de la main, l'avant-bras et principalement sur les seins, encore n'est-elle pas très-prononcée.

Depuis un an, algidité des extrémités, sentiment de froid.

5 février. Temp. de la main, 22°. Axillaire, 37°4.

Le 8. » » 26°. » 37°5.

Le 11. Inoculation faite au bras droit avec le pus d'un ecthyma très-creux et suppurant du bras gauche.

Le 16. Cette inoculation est négative.

14 septembre. La malade, dont l'état est amélioré, sort de Lourcine. Elle y rentre le 27 octobre.

Depuis sa sortie, les syphilides de la figure, qui avaient presque disparu, sont revenues aussi intenses qu'auparavant. Sur la lèvre inférieure, au-dessous du nez, on voit plusieurs syphilides papulo-croûteuses qui pénètrent jusque dans l'intérieur du nez; il y a une vaste syphilide de même nature sur le menton. On note dans l'angle des paupières de l'œil droit une syphilide commençante, et sur la langue, des syphilides ulcéreuses.

Rien au col de l'utérus.

Depuis un mois, elle a des douleurs dans les jambes et elle éprouve une vive démangeaison sous la plante des pieds, bien qu'on n'y constate rien d'anormal. Elle dort peu; elle n'a cependant ni douleurs de tête, ni fièvre.

La malade avait cessé son traitement; elle l'a repris au moment où les accidents s'aggravaient; elle sent une amélioration dans son état depuis cette époque.

Observation II.

Chancre du sein observé également à l'hôpital de Lourcine, dans le service de M. le Dr Alfred Fournier.

La nommée B... (Joséphine), âgée de 18 ans, a été déjà soignée pour une vaginite à l'hôpital de Lourcine, dont elle est sortie le 28 août 1874.

Elle y rentra le 22 décembre 1874. Elle s'est aperçue, il y a environ trois semaines, d'un bouton dur et volumineux à la grande lèvre gauche. Huit jours après, la vulve était couverte de boutons rouges et saignant facilement. Des boutons semblables existaient au pourtour de l'anus. Les ganglions du pli de l'aîne étaient douloureux et très-volumineux.

Pas de céphalalgie ni d'alopécie; pas de douleurs dans les membres. Elle dort bien et a conservé l'appétit.

A son entrée, voici l'état qu'elle présente : le corps tout entier est couvert de roséole; sur quelques points de l'abdomen et du dos, on note des syphilides papuleuses.

La vulve et l'anus présentent les syphilides érosives que nous avons dites.

Au sein gauche, tout l'aréole du mamelon et même la circonférence du mamelon sont envahis par une érosion rouge, facilement saignante, à base peu indurée. Cette érosion est inégale, mais elle n'est pas creuse; le centre est au contraire un peu tuméfié et bourgeonnant. Sous l'aisselle du même côté, les ganglions sont très tuméfiés; ils sont durs, quelques-uns même entrent en suppuration.

Cette vaste plaie, plus étendue qu'une pièce de 5 francs en argent, est peu douloureuse. La circonférence de la plaie est nettement tranchée du reste du sein, mais elle se continue de plain pied avec le tissu voisin. Cette plaie n'est pas douloureuse à la pression, et la main n'y rencontre qu'une induration parcheminée.

Sous ce sein gauche se trouvent quelques syphilides papuleuses et papulo-érosives.

Le voile du palais et les amygdales sont rouges et tuméfiées; on n'y trouve pas encore d'érosion.

Pas de troubles appréciables de la sensibilité.

28 décembre 1874. L'érosion ne saigne plus, et la réparation en est assez avancée. La plaie est uniformément rouge, sa surface est à peu près sèche. Au centre, les bourgeons charnus persistent.

Observations III et IV.

M. Bouchut (*Maladies des nouveau-nés et des enfants à la mamelle*, p. 1072) cite deux observations intéressantes. Nous résumons la première, et nous donnerons l'autre *in extenso*.

Obs. III. — Dans la première observation, il s'agit d'un enfant de deux mois et demi, qui avait de nombreuses ulcérations peu profondes, à fond rouge, de grandeur variable autour de la verge et de l'anus. Ces ulcérations étaient semblables à celles résultant d'excoriation du derme par suite de malpropreté. Cet enfant fut mis en nourrice chez une femme de la campagne, mère de quatre enfants, très-saine et d'une bonne conduite. Cette femme eut une ulcération au bout du sein et des boutons sur le corps et à la vulve. Son enfant, qui avait continué de téter, eut des boutons aux cuisses et autour de l'anus. Elle rendit le nourrisson au bout de deux mois ; elle avait alors des plaques muqueuses au fond de la gorge, des syphilides papuleuses sur tout le corps, des plaques muqueuses aux parties génitales externes, et une ulcération énorme qui avait dépouillé de son épiderme tout le mamelon gauche.

M. Bouchut prescrivit un traitement syphilique qui amena la guérison au bout de deux mois.

Observation IV.

Syphilis de l'enfant à la nourrice et à l'enfant de la nourrice. — Infection de trois nourrissons à quelques années de distance par trois enfants d'une femme atteinte de syphilis constitutionnelle.

Une femme Leroy, ayant eu la syphilis et n'en présentant plus de traces, donne un premier enfant à une nourrice du bureau municipal de la rue Sainte-Apolline. Peu de temps après, l'enfant meurt et la nourrice est infectée. Cette femme Leroy a plus tard un second enfant, qu'elle donne à une seconde nourrice, prise au même bureau ; l'enfant paraît sain, on l'accepte sans savoir d'où il vient et sans faire attention à ce qui s'était passé. Cet enfant tombe bientôt malade et meurt après avoir ainsi communiqué la syphilis à la nourrice.

La femme Leroy devient enceinte de nouveau, accouche d'un enfant de belle apparence et qui est encore présenté au bureau de la rue Sainte-Apolline, pour être envoyé en nourrice. L'administration reçoit l'enfant, san s s'occuper de son origine, et sur mon certificat de bonne santé apparente, le donne à une nourrice bien portante.

Au bout d'un mois, l'enfant a mal à la gorge, des ulcères à la bouche, puis la nourrice souffre du mamelon, des ulcérations de mauvaise nature s'y développent, et le médecin, qui reconnaît une syphilis communiquée par l'enfant, fait suivre un traitement à cette femme, sans cependant la guérir complètement. Disons enfin qu'une petite fille de 7 ans, qui jouait sans cesse avec le nourrisson, le faisait boire et l'embrassait continuellement, fut à son tour, et après la nourrice, prise du mal de gorge, d'ulcérations aux amygdales et de syphilides tuberculeuses au pourtour de l'anus.

Au bout de sept mois, la nourrice vint à Paris avec sa propre fille et son nourrisson. C'est alors que le Dr Bouchut put les examiner. La femme présentait aux deux seins les cicatrices d'ulcérations guéries; la peau n'offrait rien de particulier à la surface du corps, de la tête, ni à l'extérieur des parties génitales. L'intérieur de la gorge était la seule partie malade ; on y voyait une rougeur livide sur le voile du palais, le pharynx et les piliers des amygdales. Ces dernières, très-volumineuses, offraient, celle de droite, une ulcération grisâtre, profonde, inégale, avec fonds rouges, calleux et coupés à pic ; celle de gauche, une induration très-prononcée. En outre, il y avait une ulcération à la face interne de la joue, sur le replis muqueux de la dernièremolaire inférieure quelques ganglions cervicaux sous-maxillaires et occipitaux étaient engorgés.

La fille de la nourrice, âgée de 7 ans, n'offrait plus que les traces d'un mal de gorge à peu près guéri. Sur les amygdales, hypertrophiées et endurcies, il n'y avait plus trace d'ulcération.

Les parties génitales étaient saines et l'anus offrait encore, avec une rougeur livide circulaire à base indurée, une seule plaque muqueuse en voie de réparation.

Le nourrisson n'avait rien de particulier sur le corps, ni sur les parties génitales; il offrait seulement dans l'arrière-bouche une coloration rouge livide,étendue ; des amygdales hypertrophiées et ulcérées d'un côté, de petits ulcères à surface grisâtre inégale et dure, situés à la base de la langue.

Observation V.

Recueillie par le Dr Alfred Gondouin, d'Argentan.

La femme X..., nourrice, âgée de 35 ans, grande, brune, d'une constitution robuste, d'un tempérament sec et nerveux, habite la commune de Fleuré, située à 7 kilomètres d'Argentan. Elle a trois enfants, dont l'aîné a 10 ans et le plus jeune 1 an. Elle a toujours chez elle deux ou trois *petits Parisiens* qu'elle va chercher dans les bureaux de nourrissons à Paris.

Voici ce qu'elle me raconte :

A la fin du mois d'octobre 1867, elle apporta de Paris un petit nourrisson âgé de 2 mois. Cet enfant paraissait malingre, chétif, délicat. Le voyant si faible, elle le mit d'abord au sein. Malgré le sein, cet enfant *ne venait pas*, dit-elle; aussi, croyant son lait trop vieux pour lui, elle le mit au petit pot au bout de quinze jours. Mais chaque jour l'enfant dépérissait; ses parties, gonflées et rouges, se couvrirent bientôt, ainsi que l'anus, de petits boutons suintants; il avait des boutons blancs dans la bouche, un grand enchifrènement et un écoulement des matières sanieuses par les fosses nasales. Après l'avoir élevé huit jours au petit pot, voyant qu'il dépérissait à vue d'œil, elle le reconduisit à Paris sur le conseil de ses voisines; ne voulant pas garder un *enfant pourri*, suivant son expression. L'enfant était resté en tout trois semaines chez elle.

Quinze jours à trois semaines après avoir reporté l'enfant à Paris, elle ressentit une douleur de gorge du côté gauche, douleur légère d'abord et à laquelle elle ne prêta pas une grande importance. Cependant, cette douleur persista et devint de plus en plus gênante. Ce n'est que trois semaines à partir du début du mal de gorge qu'elle vint me consulter (29 octobre). La malade se plaint de douleur à avaler. L'amygdale gauche est augmentée de volume et présente à sa face interne une plaque à surface circulaire, ulcérée, à contours réguliers et œdématiés, reposant sur un fond dur au toucher. En même temps, engorgement très-peu douloureux des ganglions sous maxillaires et cervicaux superficiels gauches. Aucun engorgement ganglionnaire à droite. Les ganglions engorgés sont multiples ; ils sont situés en dedans de l'angle de la mâchoire et sur le trajet du sterno-mastoïdien gauche, où, au lieu d'être agglomérés, ils sont distincts les uns des autres. Quelque temps après le début des accidents, elle ressentit une pesanteur continuelle à la tête ; puis des douleurs rhumatoïdes dans plusieurs jointures, les doigts, les poignets et surtout l'épaule gauche. J'assistais sans doute au début d'une syphilis dont le point de départ, selon toute probabilité, était le nourrisson et dont la porte d'entrée était l'ulcération de l'amygdale gauche. Cette ulcération n'était autre chose qu'un chancre avec sa pléiade ganglionnaire unilatérale. Je fis comprendre à cette pauvre femme tout le danger dont elle était menacée, et elle se soumit sans peine à une exploration complète qui devait lever toute espèce de doute sur le point de départ de la maladie. Les organes sexuels, explorés avec soin à l'aide du spéculum, ne firent rien découvrir. Aucun écoulement. Pas d'engorgement inguinal. Rien du côté des seins. Je prescrivis un gargarisme fortement aluné et engageai la malade à surveiller avec soin les accidents qui pourraient se déclarer et à m'en instruire sans délai. Je l'engageai à prendre les plus grandes précautions avec ses enfants et ses autres nourrissons.

Quinze jours plus tard (12 janvier 1868), la malade me fait prier de me rendre chez elle, et je constate l'état suivant : amygdale gauche rouge, augmentée de volume ; en haut, en dedans et un peu en avant, ulcération à fond linéaire ressemblant à un sillon sinueux, circonscrit par un rebord saillant, arrondi, lisse et comme œdématié. Cette ulcération repose sur une base manifestement indurée. La face interne de cette amygdale présente en outre, plus en bas et plus en dedans, une surface lisse, taillée à facette, et qui me paraît être une plaque muqueuse. La voûte palatine et le voile du palais presentent une teinte érythémateuse sombre et quelques ulcérations irrégulières et très-superficielles. Engorgement ganglionnaire à gauche sous l'angle du maxillaire inférieur ; engorgement des ganglions latéraux superficiels du cou sur le trajet du sterno-mastoïdien du même côté. Le côté droit du cou ne présente aucun engorgement ganglionnaire. Les ganglions engorgés sont peu nombreux et ne s'accompagnent d'aucun changement de couleur de la peau à leur niveau ; ils sont un peu moins volumineux qu'à ma dernière visite. La douleur de gorge est moins forte depuis le gargarisme.

Tel est l'état local; mais, de plus, il s'est développé des accidents secondaires :

Croûtes du cuir chevelu. Ce sont de petits boutons croûteux, couleur jambon, finement exfoliés à leur surface. A la nuque, on sent un engorgement ganglionnaire indolent. Roséole généralisée sur le tronc et les membres. Cette roséole est formée de petites taches circulaires d'une teinte légèrement cuivrée; la plupart très-peu saillantes, avec follicules épidermiques fins à leur surface. A la partie externe du poignet droit, au niveau de l'extrémité inférieure du radius, est une tumeur arrondie, très-saillante sous la peau, de la grosseur d'un gros haricot, mobile, très-douloureuse à la pression. A la poitrine, un peu à gauche de la ligne médiane, à 5 centimètres au-dessous du bord supérieur du sternum, est une masse molle, de la grosseur d'une amande, sans changement de la couleur de la peau, douloureuse à la pression. Depuis une huitaine de jours environ, écoulement blanc leucorrhéique; cuisson à la vulve. En écartant les grandes lèvres, on voit la vulve rouge, humide, imprégnée d'un liquide blanc muco-purulent ; quelques plaques muqueuses sont développées sur les petites lèvres et la face interne des grandes lèvres. Sentiment de faiblesse générale ; inappétence ; quelques palpitations.

Ainsi, depuis la dernière visite, développement d'accidents secondaires : plaques muqueuses ; roséole ; croûtes de cuir chevelu; tumeurs gommeuses. Je prescris le traitement suivant : Tisane de salsepareille; une pilule, matin et soir, de proto-iodure de mercure (0,025 milligrammes); vin de quinquina ; limaille de fer; gargarisme aluné. Cautérisation des plaques muqueuses de la vulve avec le crayon de nitrate d'argent. Lotions légèrement astringentes.

Quinze jours après cette dernière visite, je revois la malade (25 janvier) : il y a sept semaines que le mal a débuté; la douleur est beaucoup moins vive en avalant. L'amygdale gauche est moins volumineuse ; elle est comme taillée en facette. L'engorgement ganglionnaire a beaucoup diminué. Depuis trois jours, la malade se plaint de surdité et, depuis plusieurs jours, de douleurs dans l'œil gauche, avec photophobie et céphalalgie sus-orbitaire vive. Les premiers jours, ces douleurs de l'œil étaient intenses ; elles sont un peu calmées maintenant; mais la malade n'y voit pas distinctement de cet œil. La pupille est nuageuse, déformée ; l'iris, adhérant à la capsule lenticulaire, a perdu en grande partie sa mobilité. Pas de changement notable dans sa coloration. La roséole est plus pâle, cuivrée, et, sur la poitrine, chaque tache est constituée par la réunion de très-petites papules qui lui donnent un aspect granulé.

Sur les bras, on voit de petites plaques cornées, discoïdes, d'un rouge terne, très-légèrement saillantes et dures, entourées d'un feston épidermique mince, blanc et pelliculé. Ces plaques cornées sont distinctes des taches de roséole.

L'écoulement vaginal est très-abondant; la grande lèvre du côté gauche présente une tuméfaction phlegmoneuse rouge, douloureuse, fluctuante et dont l'ouverture avec la lancette donne issue à un pus abondant. Il y a un engorgement indolent des ganglions inguinaux des deux côtés. La tumeur du poignet droit est la même, seulement un peu moins douloureuse ; celle de la partie supérieure de la poitrine a presque complètement disparu.

Ainsi depuis la dernière visite : Syphilide crustacée résolutive; iritis syphilitique ; abcès de la grande lèvre. La malade continue les pilules de proto-iodure de mercure ; la dose en est élevée à trois par jour (0,075 milligrammes).

Je ne revois la malade que cinq semaines plus tard (1er avril). Plus rien du côté de la gorge. L'amygdale présente un aspect facetté. Plus rien à la peau. Les tumeurs gommeuses ont disparu par résolution. Beaucoup moins de croûtes sur le cuir chevelu; mais il est le siége de petits abcès dermitiques très-douloureux. Les cheveux tombent facilement. L'œil est beaucoup mieux; cependant la vision de côté n'est pas très-nette; champ pupillaire un peu nébuleux. Flueurs blanches beaucoup diminuées à la suite d'injections au perchlorure de fer que j'avais prescrites. La malade se plaint de pesanteurs de tête continuelles et de douleurs gastralgiques avec lenteur dans les digestions.

Je revois la malade le 27 juin. Elle a pris les pilules de proto-iodure de mercure jusqu'à la fin d'avril. Ce traitement, qui a duré près de quatre mois, n'a pas produit de salivation. La malade est dans un état satisfaisant. Après la cessation des pilules, les digestions sont devenues meilleures, ainsi que l'appétit, qui est revenu. Il y a encore quelques croûtes au cuir chevelu. La vision de l'œil gauche est toujours un peu nuageuse.

Le 1er septembre, la malade est dans un état satisfaisant, et toute manifestation syphilitique a disparu.

S'il est facile dans cette observation de reconnaître la porte d'entrée du virus, il n'en est plus de même quand il s'agit de déterminer le mode de transport. Le mari de la malade ne présente aucune trace de syphilis ancienne ou récente, et la malade elle-même nie toute espèce de rapports étrangers. Dans le récit qu'elle fait de l'état de son petit nourrisson, on reconnaît bien les signes d'une syphilis congénitale; malheureusement, il n'a pas été donné au médecin de voir l'enfant par lui-même; mais, s'il ne peut affirmer d'une manière certaine qu'il était réellement syphilitique, il a toutefois pour le croire les plus grandes probabilités. S'il avait la syphilis, c'est lui qui l'a donnée; mais comment l'a-t-il donnée? Il tette durant quinze jours, et il n'inocule point son poison sur le sein; c'est sur l'amygdale que l'inoculation se produit, sur un organe caché et qui semble à l'abri par sa position même! Peut-être est-ce après avoir mis le nourrisson au lait de vache, que la nourrice, en amorçant le biberon avec sa bouche, s'est inoculé le virus? Sur ce sujet on ne peut se livrer qu'à des hypothèses plus ou moins invraisemblables.

Voilà les faits tels qu'ils se sont offerts à l'observation du Dr Gondouin.

L'accident initial ayant son siége sur l'amydale ne ne peut être révoqué en doute ; ses caractères physiques sont bien ceux du chancre infectant : ulcération: pléiade ganglionnaire unilatérale. Durant un mois environ, c'est la seule manifestation morbide : les organes sexuels, explorés avec soin, sont indemnes jusqu'alors. Ce n'est qu'au bout de ce temps qu'apparaissent avec une certaine intensité les accidents secondaires : plaques muqueuses, roséole, croûtes du cuir chevelu, gommes sous-cutanées, iritis syphilitique enfin... Accidents secondaires dont la marche est enrayée par le traitement spécifique longtemps et scrupuleusement soutenu.

La double observation suivante provient du service de M. le professeur Parrot, aux Enfants-Assistés. Nous la rapportons comme contribution à notre étude de la syphilis infantile, pour montrer que dans l'athrepsie que produit cette maladie, il y a quelquefois à craindre un accident qu'il ne faut pas confondre avec la régurgitation, et qui n'est pas un véritable vomissement, mais plutôt l'indice d'une

intolérance gastrique momentanée. L'allaitement artificiel est la cause la plus habituelle de cet accident, qui se produit aussi par le fait d'une secousse, ou d'une position vicieuse donnée aussitôt après le repas.

Observation VI.

Un enfant de 2 mois, né d'une mère syphilitique, était en surveillance à la crèche de l'hospice, où on l'élevait au biberon. Il fut trouvé mort dans son berceau, sans que rien eût fait prévoir cette fin subite ou très-rapide. — L'autopsie fut faite douze heures après la mort et l'on constata ce qui suit :

Les *méninges* sont infiltrées d'une petite quantité de sérosité dans les parties déclives ; à la périphérie des ventricules latéraux, existent quelques noyaux opaques de stéatose. Le *cœur* est fermé et conique. Les oreillettes contiennent des caillots, volumineux à droite.

Les *poumons*, d'un gris pâle, très-crépitants, sont le siége d'un léger emphysème alvéolaire dans presque toute leur masse, A ne les considérer qu'extérieurement, on les croirait sains ; et il en est ainsi pour les lobes supérieurs ; mais les inférieurs sont ramollis, dans une grande étendue de leur région déclive. Le parenchyme, d'un gris brunâtre, ramolli, se laissant déchirer par la moindre traction, présente des marbrures plus foncées, presque noires, dues aux veines remplies d'un sang coagulé. Sur quelques points il est réduit en bouillie et exhale une odeur aigre, très-pénétrante, qui rappelle celle des matières contenues dans l'estomac. Les petites bronches du voisinage, laissent sourdre par la pression, une substance crèmeuse, d'un gris jaune, dans laquelle on trouve un grand nombre de cellules à cils vibratils, des gouttes huileuses et beaucoup de vibrions, animés de mouvements très-rapides. On trouve les mêmes corps dans les grosses bronches ; mais la trachée et le larynx ne sont obstrués sur aucun point.

L'*estomac*, au moment où on l'enlève, se déchire largement au niveau de sa tubérosité, et laisse échapper une masse caséeuse, nageant dans un liquide crèmeux ; il exhale une odeur butyreuse et, dans une grande étendue, il a subi le ramollissemen gélatiniforme. — Les autres viscères abdominaux sont intacts.

OBSERVATION VII.

Une petite fille de 11 mois, atteinte de syphilis, mais d'ailleurs bien portante, était soumise depuis quelque temps à des frictions de pommade mercurielle. — Le 26 février, rien de particulier ne s'était manifesté dans son état, et à 7 heures du soir, on la coucha en même temps que les autres enfants, après lui avoir fait prendre du lait. A 8 heures, elle allait encore bien. A 10 heures, elle avait vomi du lait caillé, mêlé à une matière jaune, et on s'aperçut qu'elle respirait difficilement. La dyspnée fit des progrès rapides, et la mort eut lieu à 1 heure du matin.

L'*autopsie* fut faite dix heures après la mort. L'*encéphale*, le *cœur*, l'*intestin* et les *reins* étaient à l'état normal.

Les *poumons* sont altérés en diverses régions, mais surtout à la partie postérieure des lobes inférieurs. On y voit en des points assez limités, un emphysème intra-lobulaire et sous-pleural, et une coloration brunâtre, qui pénètre à des profondeurs diverses dans le parenchyme. Celui-ci est extrêmement friable, aqueux et répand une odeur tout à la fois acide et butyreuse. La moindre pression en fait dégager des gaz. Dans la trachée et les bronches, on trouve une matière crèmeuse avec quelques grumeaux jaunâtres, constituée par des cellules d'épithélium à cils vibratils, des gouttes huileuses en quantité considérable, et de nombreuses granulations. On retrouve les mêmes éléments au milieu du parenchyme pulmonaire ramolli.

L'*estomac* contient une grande quantité de lait coagulé; la grosse tubérosité a subi l'altération gélatiniforme. Le *foie* est moyennement gros. La *rate* et les *os* présentent les altérations habituelles de la syphilis héréditaire.

Quelle a été chez ces deux enfants la cause de la mort? Les seules lésions qui, à ce point de vue, méritent de nous arrêter sont celles de l'estomac et du poumon. Les premières sont cadavériques et doivent être mises hors de cause ; mais il n'en est pas de même de celles des organes respiratoires, et voici l'interprétation que l'on peut en donner et comment l'on doit expliquer la mort. Pendant le sommeil, une régurgitation a projeté dans les voies aériennes une certaine quantité de chyme, qui, en obstruant les petits bronches, a déterminé la mort par suffocation. — Quant au ramollissement pulmonaire, aux différentes particularités qui l'accompagnent, il est le résultat de la digestion du parenchyme par les matières venues de l'estomac, et s'est produit, comme la transformation gélatiniforme de la paroi gastrique, après la cessation de la vie.

Observation VIII.

Communiquée par M. le professeur agrégé Le Dentu.

Une femme X... accouche le 8 février 1869. Six semaines après, le 21 mars, il a été constaté une ulcération au col, mais ne présentant rien de spécifique.

L'enfant a, quelques jours après la naissance, une ophthalmie purulente grave (opacité complète de la cornée). Il guérit, mais il reste de l'albugo avec du nystagmus.

Le Dr Le Dentu est alors appelé le 18 avril, pour une bronchite capillaire intense dont l'enfant est atteint.

Le 21. L'état est grave, on administre le sulfate de cuivre pour faciliter l'expectoration.

29 avril. Il est fait choix d'une nourrice.

En mai. On constate aux environs de la bouche de l'enfant une éruption impétigineuse avec fissures.

6 juin. Le Dr Le Dentu, appelé, reconnaît le diagnostic syphilis; mais déjà, la nourrice a aux deux seins 3 ou 4 chancres étalés avec induration parcheminée.

Le 25. A lieu une consultation avec le professeur Hardy. Et

d'autres accidents sont constatés tant sur l'enfant que chez la nourrice.

Chez l'enfant, on trouve des petits abcès dermiques multiples formant de grosses pustules dans l'épaisseur du derme comme le feraient de gros pois. Ces abcès siégent particulièrement aux jambes. On note en outre du coryza, des fissures, des éruptions impétigineuses, et enfin un érythème généralisé aux fesses et aux cuisses, secrétant comme un eczéma.

Traitement.—Friction à la région lombaire avec 1 gr. onguent napolitain. Guérison prompte.

25 septembre. Survient une éruption généralisée au corps, probablement par suite de l'emploi du mercure.

Chez la nourrice on note, le 25 juin, une syphilide squameuse, et des syphilides ulcéreuses précoces au niveau des malléoles.

Le 25. Elle va mieux.

Le 30. Elle présente une éruption hydrargyrique, formée de vésicules assez développées sur une base papuleuse et rouge, avec démangeaison atroce au pli du coude, à la poitrine, au ventre, aux jambes, aux aines et au cou.

14 octobre. Elle présente des plaques muqueuses interdigitales du pied. Bientôt au pied, des syphilides ulcéreuses avec œdème inflammatoire.

Le 19. Des syphilides ulcéreuses des jambes.

Le père, de l'enfant, objet de la précédente observation, a un chancre induré caractéristique. — En septembre 1867, il a été pour ce chancre soigné par le Dr Langlebert. A cette époque, il amène à ce docteur la mère de l'enfant, et on remarque que cette femme porte des plaques muqueuses.

Le père, soigné lui-même par un chirurgien des hôpitaux, n'a présenté aucune trace d'accidents secondaires, et jamais même, depuis la conception de son enfant, qui se place en mai 1868, aucun accident n'a été constaté chez lui. Il a eu tres enfants qui sont indemnes de tout accident spécifique.

Cette observation est curieuse en ce sens que la syphilis, transmise ici du père à la mère, de la mère à l'enfant, et de l'enfant à la nourrice, paraît avoir sévi exclusivement en dernier ressort sur la nourrice, qui a été très-gravement atteinte, alors que l'enfant, la mère et surtout le père, n'ont présenté que de très-légères traces de la maladie. — On voit combien il faut marcher avec prudence et saisir les plus faibles indications dans la recherche des antécédents de la syphilis, tant au point de vue médical que médico-légal.

BIBLIOGRAPHIE

Pour l'étude approfondie des questions médicales et médico-légales que nous n'avons fait qu'indiquer, on pourra consulter avec fruit les ouvrages suivants que nous énumérons rapidement à leurs dates respectives :

XVe SIÈCLE.

GASPARD DE TORELLA, 1497. — Ut videtur in pueris lactantibus in quibus prima infectio apparet in ore aut facie, et hoc accidit propter mammas infectas, aut faciem, aut os nutricis, seu alicujus alterius. Solent enim nutrices sæpius infantes osculari, et sæpius vidi infantem infectum hoc morbo multas nutrices infecisse.

XVIe SIÈCLE.

J. CATANÉE. — De morbo gallico, 1505.
N. MASSA. — Liber de morbo gallico. Lugduni, 1534.
FALLOPE. — De morbo gallico, 1560.
L. BOTAL. — Liber de luis venereæ curandæ. Parisiis, 1563.
AMB. PARÉ. — Vérole des petits enfants, t. II, p. 598.
RONDELET. — De morbo gallico, ligni sancti natura usque multi plici. Venise, 1599.

XVIIe SIÈCLE.

GUILLEMEAU. — Chirurgie. Paris, 1647.
DE BLÉGNY. — L'art de guérir les maladies vénériennes. Paris 1673.
GARNIER. — Traité pratique de la vérole. Lyon, 1696.

XVIIIe SIÈCLE.

MAURICEAU. — Traitement des maladies de femmes grosses, et de celles qui sont accouchées. Paris, 1712.

CATANEO. — Tractatus de morbo gallico, Lugd., 1728.

VERCELLONI. — Traité des maladies qui arrivent aux parties génitales et particulièrement de la maladie vénérienne. Trad. par Devaux, Paris, 1730.

LEVRET. — L'art des accouchements. Paris, 1766.

VAN SWIETEN. — Aph. Boerhavii, 1773. Commentaires, t. V.

ASTRUC. — Traité des maladies vénériennes, éd. de Louis, 1777 (Tome IV. Coryza syphilitique).

NILS ROSEN DE ROSENSTEIN. — Traité des maladies des enfants. Trad. Lefebvre de Villebrune, Paris, 1778.

FABRE. — Traité des maladies vénériennes, 1775.

BOERHAAVE. — Tractatus med. de lue venereâ, 1775.

TAULIN. — De la conservation des enfants, t. II. Paris, 1777.

COLOMBIER. — Observation sur la maladie vénérienne, et le millet dont les nouveau-nés sont attaqués. Paris, 1781.

DOUBLET. — Mémoire sur les symptômes et le traitement de la maladie vénérienne chez les nouveau-nés. Paris, 1781.

FAGNER. — Thèse de Paris, 1783.

DOUBLET. — — Observation dans le département des hôpitaux civils. — Manière de traiter les enfants malades dans l'hospice de Vaugirard, 1785.

F. LEBLANC. — Maladies vénériennes des nouveau-nés, et exposé des moyens curatifs. — Thèse de Paris, 15 thermidor, an IX.

UNDERWOOD. — Traité des maladies des enfants. Paris, 1786.

HUNTER. — A treatise on the venereal disease. — Annotation by Babington. London, 1786.

BOUTAN. — De lue venereâ in recens natis, 4 frim. an XII.

PELLETIER. — Maladies syphilitiques des enfants nouveau-nés. — Thèse, Paris, 14 fruct. an XII.

PLENCK. — Doctrina de morbis venereis. (Not., accidents du côté des yeux). Vienne, 1787.

NISBETT. — Essai sur la théorie et la pratique des maladies vénériennes. — Trad. par Petit Radel. Paris, 1787.

J.-P. GIRAUD. — La vérole peut-elle se communiquer à l'enfant avant sa naissance? — Thèse de Paris, 26 pluviôse an XIII.

SWÉDIAUR. — Traité sur les symptômes, les effets, la nature et le traitement des maladies syphilitiques. Paris, 1798.

XIXe SIÈCLE.

B. BELL. — Traité de la gonorrhée et de la maladie vénérienne. — Trad. Bosquillon, 1802.

P. A. O. MAHON. — Recherches importantes sur l'existence, la nature et la communication des maladies syphilitiques dans les femmes enceintes, dans les enfants nouveau-nés et dans les nourrices. Paris, 1804.

Idem. — Traité des maladies syphilitiques des enfants, p. 423.

J. Capuron. — Aphrodisiographie. — Paris, 1807.

Vassal. — Mémoire sur la transmission du virus vénérien de la mère à l'enfant. — Paris, 1807.

Bertin. — Traité de la maladie vénérienne chez les enfants nouveau-nés, les femmes enceintes et les nourrices. Paris, 1810.

Rayer. — Note sur le coryza des enfants à la mamelle. Paris, 1820.

Bourgogne. — Considérations générales sur la contagion de la maladie vénérienne des Enfants Trouvés à leurs nourrices, suivie de la relation d'une affection syphilitique communiquée à plusieurs femmes par la succion du sein. Lille, 1825.

Lagneau. — Traité pratique des maladies syphilitiques. Paris 1828, t. II, p. 246 et 256.

Baron et Billard. — Traité des maladies des enfants nouveau-nés et à la mamelle, Paris. (Ophth. syph., p. 637).

Krauss. — Dissertation de pemphigo neo natorum. Bonn., 1834.

P. Boyer. — Traité pratique de la syphilis. Paris, 1836. Traité des maladies chirurgicales, t. II, p. 1064.

Lucas-Championnière. — Recherches pratiques sur la syphilis Paris, 1836.

Wallace. — A treatise on the veneral disease, and its varieties. London, 1835-1838.

Gibert. — Manuel pratique des maladies vénériennes. Paris, 1837, p. 317 et 440.

Ollivier in Billard. — Traité des maladies des enfants, 3e édition. Paris, 1837.

Sichel. — Traité de l'ophthalmie, etc., 1837, p. 240 et suiv.

Huguier. — Syphilis chez les femmes enceintes et les nouvelles accouchées. Gaz. méd., 1840, et Bulletin acad. méd., 13 juillet 1840.

Cazenave. — Traité des syphilides. Paris, 1843.

Baumès. — Précis historique et pratique des maladies vénériennes. Lyon et Paris, 1840.

Ducros. — Guide pratique pour l'étude et le traitement des maladies vénériennes. Paris, 1841.

Mackenzie. — Traité pratique des maladies des yeux (Laugier et Richelot), p. 317.

Robert Lee. — De la transmission de la scarlatine, de la variole, de la syphilis et d'autres maladies par voie d'hérédité; in des maladies de la peau et de la syphilis. Paris, 1841.

S. Cooper. — Traité élémentaire de pathologie chirurgicale, avec note de Delamare. Paris, 1841, p. 427.

Colles. — Annales des maladies de la peau, 1840.

Putegnat. — Mémoire sur le lupus. Gaz. des hôp., 1842.

Ricord. — Chlorose syphilitique. Gaz. des hôp., 1844, p. 240 et 408, et Bull. gén. de thér., 1844, t. XVII, p. 3.

Cazenave. — Dictionnaire de méd., 30 vol., t. XXIX, 1844.

Maynadé — Des affections syphilitiques consécutives. Thèse, Paris, 1845.

Riggi. — Sur la syphilis. Gaz. méd. de Milano, 1846.

Ricord. — De la transmission de la syphilis à l'enfant sain par les accidents secondaires. Gaz. des hôp., 1846, p. 13.

Hertle. — Du pemphigus des nouveau-nés et de sa nature. Thèse. Strasbourg, 1847.

Cazenave. — De la contagion à propos de la syphilis congénitale. Ann. des maladies de la peau et de la syphilis, t. III.

Bosquillon. — Traité de la gonorrhée et de la maladie vénérienne de Bell, t. II, p. 620.

Trousseau et Lasègue. — De la syphilis constitutionnelle des enfants du premier âge. Arch. gén. de méd., octobre 1847.

Forget. — Chlorose syphilitique Gaz. méd. Strasbourg, 20 juin 1847.

Ricord. — Sur la virulence du sperme. Gaz. des hôp., 1847, p. 18.

Travers. — Sinopis of the diseases of the eye, p. 97 et 265.

Garson. — De la transmission de la syphilis à l'enfant sain par les accidents secondaires. The Lancet, 1849.

Huguier. — Même sujet. Société de chirurgie de Paris, 29 octobre 1849.

Wallace. — Observations sur la transmission de la syphilis. Gaz. méd. de Paris, 1849.

Semaras. — L'enfant infecté par le père peut-il infecter la mère pendant la vie intra-utérine. Observation in Gaz. méd. de Paris, 1849, p. 777.

Miguel. — Même sujet. Gaz. des hop., de Paris, 1849, p. 104.

A. Vannoye. — Sur l'insomnie syphilitique du nouveau-né. Journal de méd. et de chir. pratiques, p. 273, 1849.

P. Dubois. — Du diagnostic de la syphilis considérée comme une des causes de la mort du fœtus. Gaz. méd. de Paris, 1849.

Idem. — Altération du thymus. Gaz. méd. Paris, 1850.

Idem. — Mémoire sur le pemphigus syphilitique infantile. Acad. de méd., 8 juin 1851.

Diday. — Chlorose syphilitique. Gaz. méd. Paris, 1851, p. 808.

Ricord. — Du pemphigus chez les enfants. Gaz. méd. Paris, 1851, p. 430.

Depaul. — Séance de l'Acad. de méd. de Paris, 8 juillet 1851.

Dubois, Cazeaux et Ricord. — Même séance.

Cullerier. Traitement de la syphilis des nouveau-nés. Bulletin de thérapeutique, 1852.

Idem. — Des symptômes consécutifs à la syphilis considérés dans leur rapport avec l'allaitement. Bull. gén. de thérap., 1850.

Idem. — De l'hérédité de la syphilis. Mémoires de la Société de chirurgie, 1854.

Putegnat. — Lettre sur la syphilis héréditaire. Journ. des sciences médicales de Bruxelles, t. XVIII.

Bouchut. — Mémoire sur la transmissibilité de la vérole constitutionnelle du nourrisson à la nourrice. Gaz. méd. Paris, 1850, p. 296.

Idem. — De la syphilis infantile. Traité pratique des maladies des nouveau-nés, 1852.

Prieur. — Quelques questions sur la syphilis. Thèse. Paris, 1851.

Depaul. — Mémoire sur une manifestation de la syphilis congénitale, consistant dans une altération spéciale des poumons, pour servir à l'histoire de la syphilis intra-utérine. Gaz. méd. 1851.

Frœbelius. — Ophthalmies des nouveau-nés. Gaz. méd. de Paris, 1851, p. 153.

Devillers. — Recherches sur le traitement anti-syphilitique chez les femmes enceintes. Mém. acad. méd. 1851.

Bertheraud. — Précis des maladies vénériennes, de leur doctrine et de leur traitement, liv. V, chap. 3. Strasbourg et Paris, 1852.

Gubler. — Mémoire sur une nouvelle affection du foie liée à la syphilis héréditaire. Soc. de biologie 1852, et Gaz. des hôp., 1848, et Gaz. méd.. 1852.

Diday. — Même sujet, lettre sur l'infiltration fibroplastique du foie. — Gaz. méd. Paris, 1852, p. 312.

Duger. — De l'innocuité du lait des nourrices atteintes de syphilis pour les enfants qu'elles nourrissent. Thèse. Paris, 1852.

Simon. — Mémoire sur la syphilis congénitale. Journ. des conn. méd., chir., t. III.

Testelin. — Cas d'altération syphilitique du foie chez les fœtus. Gaz. méd. Paris, 1852, p. 262.

Ch. Desruelles. — Des manifestations de la syphilis congénitale et particulièrement du pemphigus des nouveau-nés. Paris, thèse, 1852.

F. Mayr. — Recherches sur la syphilis héréditaire chez les enfants. Trad. Axenfeld, 1852. Ann. des malad. de la peau et de la syphilis.

VELPEAU. — De la transmission de la syphilis à l'enfant sain par les accidents secondaires. Acad. méd. Paris, 21 septembre 1852.

NAT. GUILLOT. — Leçons cliniques sur la syphilis des nouveau-nés. Mon. des hôp., 1853.

PUTEGNAT. — Les accidents secondaires de de la vérole sont-ils contagieux. — Journ. des sciences méd. de Bruxelles, 1853.

MAISONNEUVE et MONTANIER. — Traité pratique des maladies vénériennes. Paris, 1853 (Chap. III, syph. houréd.).

MANDON. — Histoire de la syphilis des nouveau-nés et des enfants à la mamelle. Thèse, Paris, 1853.

VIDAL DE CASSIS. — Traité des maladies vénériennes. Paris, 1853, p. 496 et suiv.

DIDAY. — Traité de la syphilis des enfants nouveau-nés et des enfants à la mamelle. Gaz. hebd., 1854.

PUTEGNAT. — Histoire et thérapeutique de la syphilis des nouveau-nés et des enfants à la mamelle Paris, 1854.

IDEM. — Lettre sur la syphilis héréditaire. (Journ. des sciences méd. de Bruxelles, 1854).

DOYON ET DION. — Observations sur la syphilis des enfants nouveau-nés et des enfants à la mamelle. Gaz. hebd., p. 488.

JOHNS. — Considérations sur la syphilis comme cause d'avortement. Dublin quaterly journal of méd. science, 1854.

FAURÈS. — Gazette médicale de Toulouse, 1854.

MARTINEZ Y SANCHEZ. — Essai sur le syphilis héréditaire. Thèse. Paris, 1855.

CAPDEVILLA. — De la syphilis chez les enfants. Gaz. hed. et Gaz. des hôp., 1856.

MANDRON. — De la transmission de la syphilis. Gaz. hôp. 1856.

HUTCHINSON. — Mémoire sur la transmission de la syphilis du fœtus à la mère. Med. Times and Gazette, 1856.

JACEWICZ. — Etudes sur l'hérédité de la syphilis. Paris, thèse 1856.

PAYRAN. — Etudes sur l'hérédité de la syphilis congén. Thèse, Paris, 1856.

RAVIN. — Du traitement de la syphilis congén. Thèse, Paris, 1857.

TROUSSEAU. — Leçons sur la syphilis congén. Union méd., 1857.

IDEN. — Clinique médicale de l'Hôtel-Dieu, t. III, p. 293. Paris, 1868.

DIDAY. — De la syphilis congén. (Ann. de la syphilis et des maladies de la peau). Lyon, 1859.

ROLLET. — Archives générales de médecine, 1859.

A. HARVEY. — On the fœtus in utero as inoculating the maternal with the peculiarities of the paternal organism. In the Glascow's journal, vol. VI, 1859.

GIBERT. — Traité des maladies de la peau et de la syphilis. Paris, 1860.

G. WEISFLOG. — Contribution à la naissance de l'abcès du thymus, décrit par Dubois dans la syph. congén. Zurich, 1860.

EMILE VIDAL. — De la syphilis congénitale. Thèse agrég. Paris, 1860.

A. VIENNOIS. — De la syphilis transmise par la vaccination. In Arch. gén. de méd., 1860.

IDEM. — Examen des opinions émises par M. Ricord à l'Hôtel-Dieu de Paris. (Leçons faites à l'Ecole de méd. de Lyon, 1862).

NOTTA. — De la transmission de la syphilis; influence du père. Arch. gén. de méd., 1860.

CRITCHETT. — On consequences of hered. syphilis. Med. Times and Gaz., 1860.

J. HUTCHINSON. — Is in heredited syphilis protective against subsequent contagion. British med. Jour. septembre 1861.

C. MAUNDER. — Idem. Brit. med. Journ., octobre 1861.

C. MULLER. — Vienne, med. Revue 1861, n° 1.

BUMSTEAD. — The pathology and treatment of venereal diseases. Philadelphia, 1861.

SCHOTT. — Veranderungen der inneren Organ bei Syphilis hereditaria Jahrb. für Hinderkeilkunde, t. IV, 224, 1861.

WIEDEMHOFER. — Sur les abcès du thymus dans la syphilis héréditaire. Jahrb. für Kinderkeilkunde, t. IV, p. 229, 1861.

EM. LUDW. SCHMIDT. — De lue hereditartâ, diss. inaug. Berlin, 1861.

MAX MARUNG. — De lue congenitâ ratione habitâ impun ocul. affection. Diss. inaug. Berlin, 1861.

N. BOECK. — Recherches sur la syphilis. Christiania, 1862.

VIEIL. — Syphilis hered. als. Urspaung von Lupus. In Schmid's Jahrb t. CXVII.

LINGEN. — Sur la syphilis congén. et acquise des nouveau-nés. In Petersburg. med. Leitschr., t. III, 1862.

ZAMBACCO. — Des affections nerveuses syphilitiques, 1863. (Chap. Diathèse héréditaire).

FORSTER. — Beitiage zur pathologischen Anatom. der congen. Syphilis. Wurzb. med. Zeitschr, 1863.

OLLIVIER ET RANVIER. — Du pemphigus des nouveau-nés. (Mém. de l'Acad. de médecine, 1863, t. XXVI, p. 554).

ALLINGHAM. — On the treament of hereditary syphilis in infancy. Med. Tim. and Gaz., 1863.

RICORD. — Lettres sur la syphilis, 3e édit., 1863.

EM. HART. — De l'ophthalmie comme signe pathognomonique de la syphilis héréditaire. Lancet, 1863, 1 et 2 janvier.

GOLZAIN. — Influence de la syphilis sur le cours normal de la grossesse. Thèse, Strasbourg, 1863.

F.-V. BOERENSPRUNG. — Die hereditœré Syphilis. Berlin, 1864.

DIDAY. — De la syphilis des nouveau-nés et des enfants à la mamelle. Paris, 1864.

TARDIEU. — Etude médico-légale sur les maladies provoquées ou communiquées. Paris, 1864, p. 44 et suiv.

HENRI ROGER. Etude clinique sur la syphilis infantile. In Union médicale, janvier et février 1865.

BOUCHUT. — De la syphilis du nouveau-né. Gazette des hôpitaux, août 1865.

ROLLET. — Traité des maladies vénériennes. Paris, 1865.

DE ARTEAGA QUESADA. — Essai sur la syphilis congénitale. Thèse, Paris, 1865.

P. LORAIN. — 1866. In Valleix, 5e édit. Path. int., t. I, p. 481 à 492. Paris, 1866.

LANCEREAUX. — Traité théorique et pratique de la syphilis. Paris, 1866, p. 535 et suiv., p. 657 et suiv., etc.

H. MIREUR. — Essai sur l'hérédité de la syphilis. Paris 1867.

OWRE DE CHRISTIANIA. — Quelques notions sur la syphilis héréditaire, 1868.

AUDOYNAUD. — Etude sur la syphilis, communiquée par l'allaitement, avec considérations médico-légales. Thèse, Paris, 1869.

ROLLET. — Dictionnaire encyclopédique des sciences médicales, 2e série, t. IV, article *Mamelle*, méd. lég., 1871.

MOLLIÈRE, de Lyon. — Epoque du développement des premiers accidents chez l'enfant. Ann. de dermatologie, t. III, p. 40.

ALFRED FOURNIER. — Leçons sur la syphilis, étudiée plus particulièrement chez la femme (Not. Chancre mammaire, p. 153 et suiv.). Paris, 1873.

BARDINET. — Syphilis communiquée par le doigt d'une sage-femme. Ann. de gynécologie, n° d'avril 1874.

LOUIS JULLIEN. — Recherches statistiques sur l'étiologie de la syphilis tertiaire. Paris, 1874. Notes p. 40, 44 et 122.

G. RAFINESQUE. — Contribution à l'étude de la syphilis infantile. Archives de tocologie, 1874.

MADIER CHAMPVERMEIL, — Des syphilides palmaires et plantaires étudiées spécialement dans la syphilis héréditaire. Paris, 1874

A. OWRE DE CHRISTIANA. — Nouvelles données pour résoudre la question par qui du père ou de la mère se transmet la syphilis héréditaire Ann. de dermatologie, 1874.

JAME NEONIS HYRDE DE CHICACO. — De quelques sources de l'infection syphilitique. In the american Journal, analysé dans les Annales de dermatologie, 1874.

VICTOR DE MÉRIC. — De quelques modes de transmission de la syphilis dans la vie conjugale. Ann. de derm., 1874.

PARROT. — De l'athrepsie infantile, nos 43 à 46. Progrès médical, 1874.

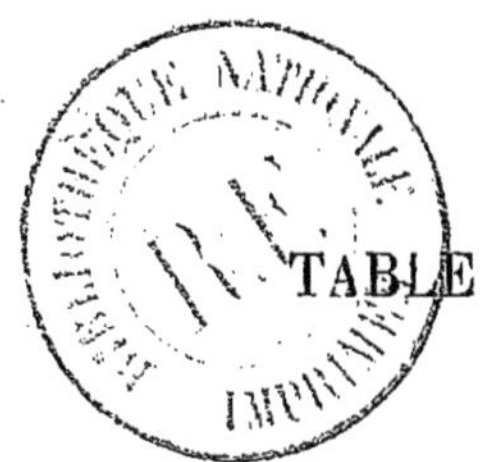

TABLE DES MATIÈRES

A. PARENT, imprimeur de la Faculté de Médecine, rue Mr-le-Prince, 31.

www.ingramcontent.com/pod-product-compliance
Ingram Content Group UK Ltd.
Pitfield, Milton Keynes, MK11 3LW, UK
UKHW020125200726
13856UKWH00002B/734